がん治療で殺されない七つの秘訣

近藤 誠

JN264878

文春新書

913

はじめに

歌舞伎役者の中村勘三郎さんは、なぜ術後四ヶ月で死ななければならなかったのか。彼は「がん死」ではなく、がん治療によって殺されたのではないか。もしそうだとすると、人びとが同じ轍を踏まないためにはどうすればよいのか。——本書を世に出す動機です。

二〇一二年私は、『がん放置療法のすすめ』(文春新書)を上梓しました。がんは治療すべきものという社会通念からすると、がんを治療しないで放っておくというのは突飛かつ危険と感じられるでしょう。

しかし、がんと診断されても治療を受けない人は、じつは少なくないのです。私は慶應大学病院の外来で、がんを放置した患者さんを一五〇〇人以上、定期的に診てきました。

その結果、がんを治療しないでおくことが妥当だと確信できたので、「放置療法」を公にしたわけです。ただその本では、個々のケースの紹介と分析に徹したため、放置療法の基盤である「根本理論」の解説が不足していました。それで本書であらためて、理論を示すことにします。他方、がんには、治療した方がいい例外的な場合もあるので、それについてもお話しします。

概観する意味で、がんは治療すべきものとされてきた理由（社会通念）を挙げてみると、

・がんの最期はたいへん痛む
・がんを治すには手術が一番確実
・抗がん剤には延命効果がある
・がんは小さいうちなら治るが、大きくなると治らない
・いま転移がなくても、放っておくと転移してしまう

といったところだと思われます。これらを前提とすれば、がん治療は受けた方が得ということになります。また、

・がん検診を受けて、がんを早期発見すべし

ということにもなる。

ただ実際には、がんは日本人の死因の第一位であるように、治療を受けても死亡する人が多いし、痛みで苦しむ人も少なくない。それどころか、治療の後遺症に苦しみ、命を縮める患者が大勢います。あろうことか、早期発見したのに治療死する人も数限りない。

――これらは、がん治療のどこかが間違っている証拠でしょう。

じつは私見では、現行のがん治療法のかなりの部分が間違っており、しなくていい、あるいは、してはならない治療が行われています。そうなる最大の原因は、前述した社会通念が誤っているからなのです。本書では、社会通念のどこに誤りがあるのか、その分析に力をそそぎます。

第1章では、勘三郎さんが受けた食道がん治療の問題点について解説します。『文藝春秋』二〇一三年二月号に寄稿した文章に加筆したものです。

第2章「まずはがんを理解すべし」は総論で、がんに関する社会通念がウソである理由を示します。がんに対する見方が一八〇度変わり、読者や家族・知人に何か問題が発生したとき役立つはずです。ただ総論だけだと、個別具体的な場面への応用が心もとなく感じられるでしょう。

そこで各論として、第3章「がんをどうすべきか？」を置きました。二〇一二年に『日刊ゲンダイ』紙上に連載した「がん相談室」での質疑応答を収めたものです。がんの本質・性質や対処法についての理解が一層深まると思います。

もっとも、たとえば肺がん患者は、肺がんのみに関する質疑応答を一〇項目でも二〇項目でも並べてもらいたくなるはずです。が、本書は一般大衆を対象とするので、いろいろな「がん種」を取り上げる必要があります。がんが発生する臓器は違っても、その性質はほぼ共通しているので、他のがん種に関する記述も参考になるはずです。

第4章では、がんに対する「先進医療」ともてはやされている「粒子線治療」と「免疫細胞療法」のまやかしについて解説します（これは『文藝春秋』二〇一二年一〇月号への寄稿に加筆したものです）。これらは、医者たちがする商売の典型で、患者・家族の切実な気持ちにつけこんで、意味もないのに大金を搾り取っていて、タチが悪いのです。

なお本書が対象としているのは、全がんの九割を占める、胃がん、肺がん、前立腺がん等、がんが塊をつくる「固形がん」です。急性白血病、悪性リンパ腫等の「血液がん」は、抗がん剤で治る可能性があるので対象外です。また固形がんのうち、睾丸腫瘍、子宮絨《じゅう》毛《もう》がん、小児がんも抗がん剤で治る可能性があるので検討対象外です。

本書によって一人でも多くの方が、がん治療の真実に気づかれんことを願ってやみません。

がん治療で殺されない七つの秘訣◎目次

第3章　がんをどうすべきか？　109

【ケース4】マンモグラフィ検診で見つかったシコリのない乳がんは？
↓「がんもどき」だから診断自体を忘れなさい
【ケース5】定年後の人間ドックで肺に影が見つかったが、詳しく調べた方がいい？
↓CTがん検査は死亡数を増やすので近寄らないのが賢明

2 放置療法

126
【ケース6】甲状腺がん、放置したらどうなる？
↓相談者のタイプなら死ぬことはない
【ケース7】骨転移を伴う前立腺がん、ホルモン療法が効いているのに手術は必要か？
↓抗がん剤を含め、前立腺を治療する必要なし
【ケース8】一期の「子宮体がん」ですが手術せずに様子を見るのはダメですか？
↓放っておいても手遅れになることはない

3 放射線治療

136
【ケース9】同じ側に再発した肺がんはどうすべきか？
↓治療は手術よりも放射線を優先すべし
【ケース10】三期の喉頭がん、抗がん剤や放射線より手術の方が確実では？
↓まず化学放射線療法を

4 手術 142
【ケース11】医師から「膀胱がんの全摘手術」を迫られたが、どうすればいい？
→まずは放射線治療、手術はそれから
【ケース12】子宮頸がんに「広汎子宮全摘手術」は必要か？
→必要なし、放射線治療で十分
【ケース13】大腸がん手術後に二つの肝転移が見つかったが、手術しない方がいい？
→手術で助かるのは一〇％
【ケース14】直径二センチの乳がん、乳房にメスを入れたくないが……
→手術なしにこだわると「商売医者」の餌食になることも
【ケース15】健康そうに見える母が結腸がんと宣告されたが、手術は必要か？
→無症状の大腸がんに手術は必要なし
【ケース16】膀胱がんに手術は必要か？
→いいえ、世界の潮流は抗がん剤を増感剤とする放射線治療のみ
【ケース17】リンパ節切除に転移防止効果はあるか？
→寿命は延びずに後遺症ばかり増える
5 抗がん剤 165
【ケース18】乳がんが縮小し食欲が回復したのは抗がん剤の効果か？

↓腫瘍が縮小しても、抗がん剤の毒性で寿命を縮める
【ケース19】乳がん手術後のホルモン療法は有効か？
↓症状がなければ寿命を縮めるだけ
【ケース20】骨転移のある前立腺がんに抗がん剤治療は必要か？
↓放射線治療を休み休みやるべし
【ケース21】胃がんで二ヶ所の肝転移があり、主治医は抗がん剤を勧めるが……
↓栄養失調死を避ける方法を検討すべし
【ケース22】腫瘍マーカーが再上昇した手術不能の肺がんに二度目の抗がん剤治療は有効か？
↓ほぼ確実に毒性死するので放置すべし
【ケース23】抗がん剤被害者救済制度が先送りになったのはなぜか？
↓治療に値しないことがバレるから

6 代替療法 184

【ケース24】ビタミンC大量投与治療に効果はあるか？
↓過剰な投与は害になる可能性が高い
【ケース25】玄米菜食でやつれた乳がんの友人が心配です……
↓がん患者は痩せると危険
【ケース26】非小細胞型肺がんに丸山ワクチンは有効か？
↓自分の一部であるがんを免疫力で排除するのは無理がある

第1章　中村勘三郎さんのがん治療への疑問

中村勘三郎さんが亡くなられました。華があって洒脱な芸と人柄に惹かれた者の一人として、心からお悔やみ申し上げます。

ただ、読者には疑問があるはずです。入院前日にゴルフコンペで準優勝したほど元気だったのに、なぜ術後四ヶ月で死んだのか、と。

この点世間には、食道がんがよっぽど進行していたのだろう、やっぱりがんは怖いわね、という捉え方があります。ですが勘三郎さんには、もっと長生きでき、役者を続けられる道がありました。

社会的影響力が大きい人物が亡くなられた場合、担当医は経過や理由を公表すべきです。しかし、医療内容は故人のプライバシーとは無関係なので、公表しても法的問題は生じません。しかし、そのような動きは見られない。ならば私が、と思いたったのがこの文章を著す動機です。勘三郎さんの死を無駄にせず、鎮魂を図るため、私がとりうる最善の手段だと信じるからでもあります。

まず、報道された事実にもとづき、治療経過を確認します。

二〇一二年六月、人間ドックの内視鏡検査で食道がんを発見。がん研有明病院（以下「がん研」）では、がんは初期のものだが、リンパ節転移があると。抗がん剤が二度打たれた。

　引き続き、七月二七日に食道の全摘術。開胸、開腹で食道を摘出し、胃袋を胸の方に引き上げ、代用食道とする大手術で、一二時間を要した。

　術後の回復は目覚しく、手術翌日には病棟内を二〇メートル歩く。この頃、勘三郎さんは、舞台復帰に向けて胸をふくらませていたはずです。

　容態は八月末に急変。肺炎から急性呼吸窮迫《きゅうはく》症候群（ＡＲＤＳ）を発症し、呼吸困難に陥る。ＡＲＤＳの治療のため、二度転院されたが死亡。

　ＡＲＤＳとは何か。正常肺はブドウの房に似ており、空気が通る気管支が細かく枝分かれした先に、ブドウの実のような（風船のように中空の）「肺胞」があります。肺胞の壁には毛細血管があって、肺胞に入ってきた（空気中の）酸素が血液に移行するのです。

　ところがＡＲＤＳでは、肺胞組織や血管が障害され、水分が漏れ出て、肺胞の中が液体で充たされる。そのため肺胞に空気が入らず、結果、からだが酸素不足になるわけで、海や川で溺れて、肺に水が入った状態に似ています。

1　全摘術は妥当だったのか

ＡＲＤＳの原因は何か。発症頻度は異なりますが、肺炎、胃液（酸）の誤嚥《ごえん》、重度の外傷、大量輸血、肺手術、薬物など、肺組織を傷つける出来事が原因となります。勘三郎さんに関しては、がん治療法を説明した後で解説しましょう。

ＡＲＤＳの致死率はいかに。専門家は「致死率は四〇％以上」と語っていましたが、実際には、それより高いことも低いこともある。

ただ、がん治療に際して生じたＡＲＤＳは致死率が高く、医学論文では六〇％、七〇％といった数値を認めます。勘三郎さんのように人工呼吸器をつけるまでになると九〇％とも。またタバコは肺組織を予め傷つけるので、ＡＲＤＳが発症しやすく、重症化しやすい。勘三郎さんは喫煙者でした。

ＡＲＤＳの治療法は何か。酸素投与が第一です。重症であれば人工呼吸器、さらには「エクモ」という人工肺を使うこともある。加えて、ステロイドなど種々の薬を用いますが、特効薬はありません。

ともかくも、ARDSに対して医者たちは、最善の治療を行います。それでも亡くなる人が絶えないのは、ARDSが発症した瞬間に、原因、重症度、患者の年齢・体力などによって、あらかじめ運命が定まっている面があるわけです。次に、がん治療法を検討しましょう。

食道全摘術は果たして妥当だったのか。結論を先にいえば、手術を選ばず、放射線治療にしておけばよかった。食道を残せるし、生存率は同じだからです。

一般の方々はおそらく、勘三郎さんのようなケースは希《まれ》、全体としてみれば放射線より手術の方が確実で、治る率も高い、と考えておられるでしょう。しかし、それは誤解ないし知識不足です。

多数の食道がん患者を集め、クジを引くように二群に分け、それぞれに別の治療法を施す「ランダム化比較試験」があります（以下「比較試験」）。治療成績の優劣を判定するには最も信頼性が高い方法です。

食道がんでは、手術と放射線を比べた比較試験が世界に（少なくとも）六つあります。**図1**に結果の一例を示します。放射線の生存曲線が（少しではあっても）手術のそれを上回っていることは、読者にとって新鮮な驚きでしょう（J Clin Oncol 2007; 25: 1160）。

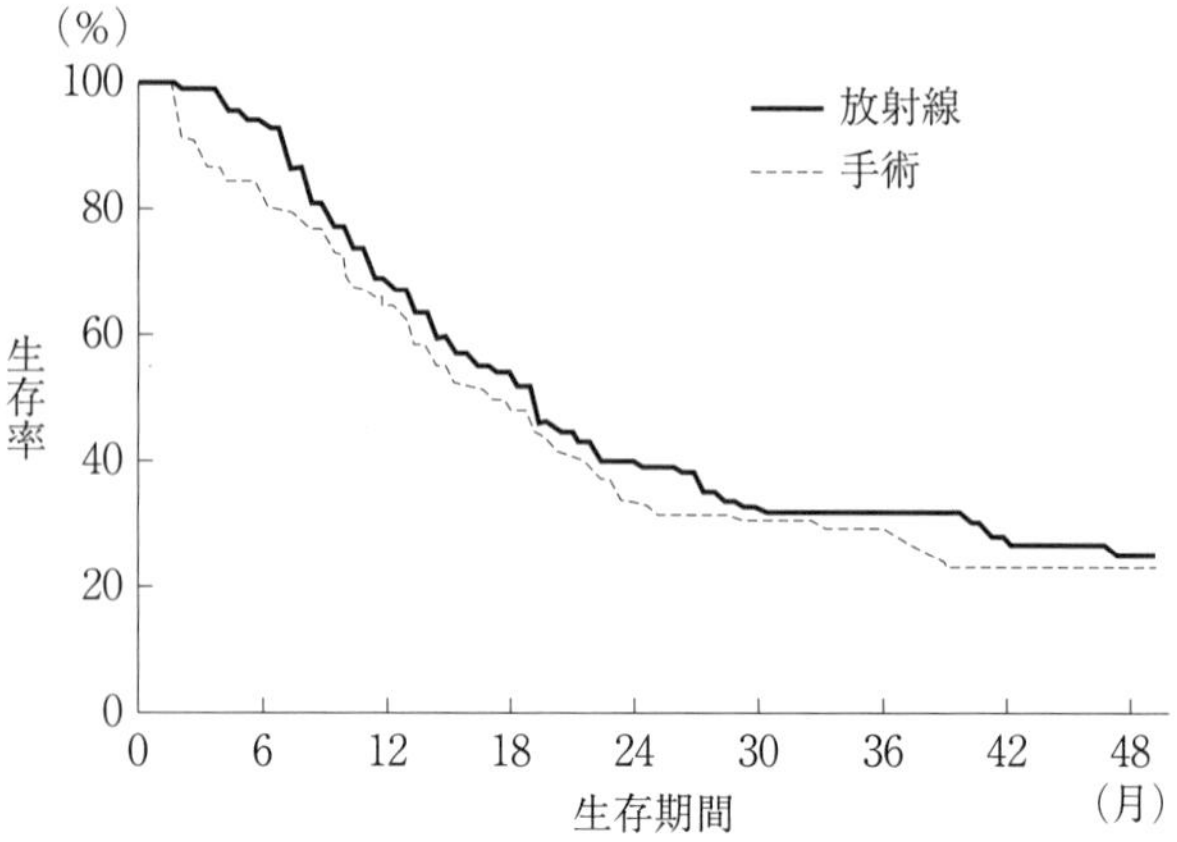

図1　食道がんの治療成績

なおこの試験では、まず患者全員を放射線と抗がん剤で治療し、それからクジを引いて二群に分け、片方には食道全摘術、他方は放射線と抗がん剤を続行しました。グラフでは前者を「手術」群、後者を「放射線治療」群としていますが、両者とも抗がん剤を使っていることに留意してください。

他の五つの比較試験の結果も同じです。抗がん剤を併用しないで、単に手術と放射線を比べた試験もありますが、それも、二つの治療群(の生存率)に違いはなかった(Cancer Treat Rev 2012; 38: 599)。

なぜ治療法が異なっても、生存率が同じになるのか。今日、食道がんの死因となるのは、肺や肝臓など(他の臓器)への転移だからです。

仮に食道の初発病巣が増大して食べることができなくなっても、点滴等で栄養補給をすればなかなか死なないのです。これに対し、他臓器への転移があれば、いずれ死に至ります。そして他臓器転移の有無は、治療開始前に定まっているのです。

この点勘三郎さんの初発病巣は小さく、それだけなら「初期がん」でした。しかし彼は、担当医に治る率が「三〇％」とか「一二％」と伝えられたと語っていました。このように（医者が患者に）二つの数値を伝える場合はたいてい、低い方の数値に真実があり、高い数値は「慰め」です。「三〇％」と伝えたのに、「一〇％」と言わなかったのは、「一二％」という具体的数値に（がんの広がり具合からして）担当医は相当の根拠を持っていたからだと思われます。

この点勘三郎さんのように（術前検査で）リンパ節転移が見つかると、すでに他臓器に転移している率が跳ね上がります。治る率が一二％というのは、リンパ節転移の数が多くて、すでに臓器転移しているケースが九割近い、ということでしょう。

これに対し、やはり初期の食道がんで手術を受けたサザンオールスターズの桑田佳祐さんは、二年以上たった現在も再発がないようです。そのことが、勘三郎さんの食道がんとは性質が違う（転移していなかった）ことの証拠になります。

がんは初期であっても、転移があるものと転移がないものに分かれる。――じつは、ノーベル賞を得た山中伸弥教授の研究成果、「iPS細胞」が関係しています。iPS細胞は無限に増殖できる正常な「幹細胞」ですが、がんにも幹細胞があることが分かって、「がん幹細胞」と名づけられているのです。実験室でiPS細胞を作成する際、がん細胞が生じることがありますが、これらもがん幹細胞なのでしょう。

胃がん、肺がん、食道がん等、塊をつくる「固形がん」の病巣には、数十億から数百億個のがん細胞が含まれています。それらはすべて一個のがん幹細胞に由来する。他臓器の転移病巣も、その起源はがん幹細胞にある。そして、これらすべてが、がん幹細胞の性質を受け継いでいる。換言すれば、がん幹細胞に転移する能力があった場合にのみ、転移が生じ、がん幹細胞に転移能力がなければ、転移は生じないのです。

そして臓器転移があれば、大腸がん肝転移(の一部)のような例外を除き、治ることはない。逆にいえば、臓器転移がなければ治る可能性が高い。そして転移するか否かは、がん幹細胞が生まれたときに定まっている。結局、がんが治るか治らないかは、がん幹細胞が誕生したときにほぼ決まっているのです。これが手術と放射線とで、生存率が同じになる最大の理由です。

治療後の生活の質はどちらが良好か。放射線では食道が残るので、治療が終れば、正常な日常生活に復帰できます。これに対して手術では、代用食道の吻合部《ふんごう》がつまって飲み込みにくくなる、術創部が痛む等の後遺症が生じやすい。また胃袋が代用食道に転用されるため、食べたものを溜める機能がなくなり、少しずつしか摂れなくなる。仮に勘三郎さんが救命されて舞台に立てた場合にも、げっそり痩せて別人のような姿をさらすことになったはずです。——このように手術では、生活の質が大きく損なわれてしまう。まことに手術は「人工的な大ケガ」なのです。

2　肺炎はなぜ起こったのか

以上のような話を聞けば、ほとんどの患者は放射線を選ぶはずです。それなのに、なぜ勘三郎さんは手術を受けたのか。担当医の説明に問題があったようです。

この点テレビのインタビューで勘三郎さんは、「放射線治療もあるが、再発も多いっていうし」と語っています。この場合の「再発」とは、食道の初発病巣のぶりかえし、つまり「局所再発」のことでしょう。しかし実は手術でも、治療局所に再発することが多々あります。

それなのに放射線の再発が多いと感じられるのは、検査手段に理由があります。放射線だと食道が残るので、初発病巣がぶりかえした場合、内視鏡検査で簡単に発見できる。これに対し手術の場合は、食道が除去されており、代用食道たる胃袋の中を内視鏡で調べても再発は見つかりにくいのです。

しかも手術には、局所再発を増やすリスクもある。というのも、仮に他の臓器に転移があるなら、過去にがん細胞が（初発病巣から）血管の中に入った（そして血中を巡り、臓器に取り付いた）ことを意味します。そうだとすると（手術時点でも）がん細胞は血中にあって体内を巡っている。それなのにメスを入れると、その箇所の抵抗力が落ち、そこに血中のがん細胞が取り付き、爆発的に増殖するのです。

これをメスが入った箇所への転移という意味で、私は「局所転移」と名づけました。がんが転移する（転移している）性質だった場合、手術は「局所転移」を増やし、寿命を縮める方向に働くのです。

勘三郎さんに話を戻すと、彼は放射線治療後の局所再発を気にしていることから、担当医が、手術後の局所転移について説明せず、放射線の悪口を言ったらしい。

なぜそんなことをするのか。日本の（がん）診療体制に欠陥があるからです。この点世間では、がん研は良い病院とされています。「最高の『がん病院』大研究」という特集（『文藝春秋』二〇一二年一〇月号）でも賞賛されていました。実際にもがん研では、各診療科の医者が集まり、各患者の治療方針を検討しているらしい。しかし中身が問題です。

日本の医療界においては、外科や婦人科等のメスを握る医者たち（以下「手術医」）と放射線治療医の利害は鋭く対立します。食道がんだけでなく、舌がん、1b期以上の子宮頸がん、筋層に浸潤（侵入）した膀胱がん等、放射線なら臓器が残るため後遺症が少なく、しかも生存率が（手術と）変らない「がん種」が多いからです。本当のことを知れば、これらの手術を受ける患者はいなくなるでしょう。

ところが日本では、これらのほぼ全員が手術されてきた。主治医たる手術医がさっさと手術してしまい、放射線科に紹介されてくるのは手術不能と判断された患者や再発・転移ケースだけ。もし放射線治療医が異議を唱えれば、手術医はそれを無視し、次の日からは再発・転移ケースも放射線科に紹介しなくなる。その恐怖にかられ、手術医の下女・下僕的立場に甘んじてきた放射線治療医がほとんどなのです。

チーム医療が行われ始めた現在も、放射線治療医の心にはこの恐怖が残っています。放射線を強く押し出せば、手術医たちの仕事を壊滅させる結果になり、いろいろな意味でそれはまずい、という自制が働いてしまうのです。そして患者への説明は、手術をしたくてたまらない血気にはやる手術医が担当する。仮に患者が放射線科にセカンドオピニオンを聞きに行っても、手術医に遠慮して、放射線治療医は口ごもってしまう。——その結果、治療方針は手術中心であり続けているのです。患者・家族がセカンドオピニオンを得るには、他病院の放射線科を訪ねる必要があります（国立がん研究センターや慶應大学病院等でも同じだから要注意）。

ＡＲＤＳに話を戻しましょう。勘三郎さんの場合、肺炎からＡＲＤＳになったといいますが、肺炎を起こした原因は何か。

この点、食道全摘術だけでもＡＲＤＳになることがあるのですが、頻度は比較的低く、一%という報告があります（J Thorac Cardiovasc Surg 2006; 132: 549）。とすると、一〇〇人に一人しか生じない希な事態にたまたま遭遇したというより、発症頻度を高める原因が他にあって、それゆえ（多くの人が遭遇する事態の一ケースとして）勘三郎さんはＡＲＤＳを発症したと考えるのが合理的です。

読者はもうお気づきでしょうが、ＡＲＤＳを発症する危険性を高めたのは抗がん剤ではないでしょうか。抗がん剤で生じる肺炎には二種あります。

一つは、細菌やウイルスによる肺炎で、抗がん剤で白血球が減るために生じます。別のタイプは間質性肺炎です。抗がん剤が肺胞壁を障害し、それに反応して炎症が生じてしまうのです。以前、肺がんの分子標的薬・イレッサで治療死した人が続出して社会問題になりましたが、その多くは間質性肺炎でした。ＡＲＤＳに移行して亡くなられたのでしょう。

通常の抗がん剤でも、肺合併症で急死するケースは非常に多い。抗がん剤は正式に「毒薬」に指定されている猛毒である一方、人体組織の中で肺は特に脆弱だからです。

芸能レポーターの梨元勝さんが二〇一〇年八月に亡くなられたのも、肺がんが原因ではなく、死亡する二ヶ月前から受けていた抗がん剤が原因です（拙著『抗がん剤は効かない』文藝春秋）。抗がん剤によって肺炎が生じ、それが悪化してＡＲＤＳになったものと思われます。

3　放射線のほうがベター

では、どうしたら勘三郎さんは治療死を避けられたのか。

第一に、抗がん剤を打つべきではなかった。抗がん剤は転移を消滅させることはできないので、（投与しても）手術だけの成績を超えられず、毒性によって命を縮めるだけです。前述のように勘三郎さんは、手術翌日には歩けたことから、抗がん剤を打っていなければ舞台に復帰できたと思われます。

ただし食道がんでは、手術を受けると、合併症で死亡する危険性が大きい。患者の年齢や体力にもよりますが、前掲論文では、手術後、入院中に亡くなった人が四％います（抗がん剤は打っていない）。この論文では（前述のように）ＡＲＤＳの発症率は一％でしたから（四％の死亡率ということは）、三％がＡＲＤＳ以外の合併症によって死亡していることになります。

したがって治療を受けるなら、放射線がベターです。放射線だけなら、手術よりずっと安全だからです。しかし現在は、放射線も危険が一杯。抗がん剤を併用する「化学放射線療法」が流行っているからです。これだと、半年以内に死亡する可能性が七％前後にもなる（前掲**図1**参照）。

私見では、食事が喉につまる等の症状がないのに健診や人間ドックで発見された食道がんの場合、長生きし、生活の質を保とうと思ったら、手術も放射線も抗がん剤も受けず、がんと診断された事実を忘れるのが一番です（拙著『がん放置療法のすすめ』）。

理由は、初期のがんであっても、他臓器に転移していれば、どのように治療しても治らない。他方、転移がなければ、食道がんといってもオデキのようなものだからです。転移能力の有無は「がん幹細胞」が生じたときに定まっており、発見時まで転移できなかったものは、放っておいても転移できないことを意味します。

仮に放っておくと、他臓器に転移があるものは、初発病巣が（ゆっくりですが）増大していくでしょう。転移がないものの中にも、病巣が増大してくるケースがありえる。治療は、そうなってから検討することになります。

その場合の方法も、手術ではなく、放射線治療にしておく。また、抗がん剤は遠慮する。高齢になるほど、喫煙経験があるほど、抗がん剤は危険になります。ただし粒子線治療は必要ない。重粒子線は重大な障害が生じる危険性が高いし、陽子線は（通常のリニアック装置の）エックス線と効力がほぼ同じだからです。またピンポイント照射もよろしくない（第4章参照）。

仮に放射線治療を受ければ、初発病巣の多くは縮小・消失します。その後に初発病巣が再増大して食事が摂れなくなったら、内視鏡で見ながら患部を広げてもらうのが一法です。勘三郎さんの場合も、こうした対処法を取っていれば、間違いなく、ご子息の勘九郎襲名披露や新・歌舞伎座のこけら落としの舞台に立て、一年、二年、三年と永らえることができたと思われます。

がんは症状がなければ、発見しても放っておいた方がベターなので、健診や人間ドックを受けて食道がんを発見するのは逆効果です。世間には、勘三郎さんが人間ドックを一年さぼったので、がんが手におえなくなったのだろうという見方がありますが、誤解です。もし一年早くに見つけても、すでに転移があるため同じ治療をされて、やっぱり亡くなられたことでしょう。健診や人間ドックは受けない方が長生きできるのです（拙著『医者に殺されない47の心得』アスコム）。

こうして勘三郎さんは、がん早期発見神話と医者の（自分たちの仕事量を増やそうとする）身勝手さによって殺されたとしか評価できないのです。

嗚呼、歌舞伎界の至宝が……。と書き始めたら、涙目になってしまった。他人がそうなのですから、ご本人は病室のベッドの上でさぞや無念だったことでしょう。その無念さが日本中の人びとに伝わって、がん治療改革の原動力となることを願ってやみません。

4　ARDSの原因は誤嚥

以上の原稿を『文藝春秋』に寄せた後、勘三郎さんの治療経過について新事実が報道されました（『AERA』二〇一二年一二月三一日―一三年一月七日合併号）。それらの事実は、勘三郎さんが手術死されたという結論には影響を与えませんが、読者の理解が深まるはずなので、解説します。

新事実の一つは、ARDSの直接原因が「誤嚥」だったことです。術後六日目の八月二日、記事によると、「すごい嘔吐があった」「大量の胆汁が肺に入り、肺が燃えた状態になった」そうです。

誤嚥して肺に流れ込むのは胆汁だけではなく、胃や腸から分泌された消化液も一緒に流れ込みます。その結果、肺組織が消化され（溶かされ）、肺炎ないしARDSに陥ったわけです。この誤嚥が生じたのも、手術のせいです。詳述しましょう。

食道がんの手術では、胃袋の両端を切って持ち上げて、代用食道にします。すると、本来備わっていた、胃袋の噴門と幽門の機能がなくなります。

噴門は、食道から胃への入り口で、普段は閉まっていて、ものが入ってくると開きます。だから寝ていても、胃の中のものが逆流しない。幽門は胃から十二指腸への出口で、十二指腸には胆管が開いており、胆汁が出てくる。胃から来た食物は、十二指腸で胆汁、膵液（そして胃液）と混ざって小腸に送り出されます。幽門は、十二指腸から胃への逆流を防いでいるわけです。

ところが食道除去手術は、幽門と噴門を両方なくしてしまいます。それで小腸や十二指腸にあるものが代用食道の方に上がって来やすい。横に寝ていれば、重力が働かないので、ますます流れて来やすいのです。

他方で報道によると、勘三郎さんの病巣は頸部食道、つまり食道の入り口付近にあったらしい。となると、頸部付近のリンパ節を切除するときに、神経を傷つけやすい。つまり、嚥下機能や、吐いたときの防御機能が損なわれやすいのです。

普通、人が酔っ払って寝込んで吐いたときにも気管の方に行かないのは、気管に蓋をする喉頭蓋があるからです。この機能が手術の影響で低下していて、それも誤嚥を助長したのではないかと思われます。

別の新事実は、ＡＲＤＳの治療のため大学病院へ転院した数日後に、がん研の担当医たちが組織診の結果を伝えに来院したことです。そして曰く、「いいお知らせです。一個もがんが見つかりませんでした」と。抗がん剤でがん細胞が消えたというのです。

これは見方によっては激励です。がんが治る可能性があるのだから、しっかりＡＲＤＳと闘いなさいとの。しかし転院した時点で、ＡＲＤＳから回復することはほぼ絶望的だったことを考えると、客観的には、嫌味になっています。それでも行ったのは、俺たち医者は正しいことをやったのだ、と伝えたかったのでしょう。

しかし、かりに顕微鏡検査上、がん細胞が見つからなかったとしても、治るわけではありません。抗がん剤治療でがん細胞が消えたように見えても、臓器転移があれば、必ず再発するからです。生存率一二％というのは、抗がん剤までやった上での数値なのです。

しかも、がん細胞が見つからなかったというのもおかしい。食道がん患者に（術前に）抗がん剤治療をした日本での研究があります。そこでは、がんが消えたと判定されたのは一六四人中四人（二・四％）。つまり、一〇〇人が抗がん剤治療を受けても、九七人以上で、がんは消えないのです（Ann Surg Oncol 2012; 19: 68)。

つまり、勘三郎さんのがん細胞が消える可能性も数％。そういう、宝クジより当たりにくい事象が勘三郎さんに生じることはほぼ確実にないわけで、医者たちがわざわざウソをつきにきたと考えるのが合理的です。

第2章　まずはがんを理解すべし

1　がんは放っておいても痛まない

昔の人はがんとどう付き合ったか

がんは英語では「キャンサー」(Cancer)、ドイツ語では「クレブス」(Krebs) といいます。どちらも「蟹」を意味する言葉です。

これらの名称は、乳がんの外見にちなんでつけられたと聞きます。乳がんが育って、がん細胞の塊が皮膚を突き破ると、あたかも甲羅がゴツゴツした蟹が胸に取りついているような恰好になるからです。

がんは漢字では「癌」ですが、古くは「岩」とも書かれました。これも乳がんの外観や硬さからの連想と思われます。

乳がんが「がん」の代名詞のようになったのは、検査手段のない時代にも観察可能だったからでしょう。他に、皮膚がんや舌がんも観察可能です。

他方、検査手段がなく、手術や解剖もなかった時代には、胃がんや肺がん等の、胸やお腹の中の「がん」は、その存在自体が知られていなかったようです。

とはいえ太古の時代から、がんは内臓にもできていました。古代人の骸骨を調べると、がんが骨に転移していた痕跡が見つかるのです。

もっともエジプトのミイラでは、骨転移が見つかる頻度が大変低い。そうしたことから、昔は（今より）ずっと発がん率が低かったとも考えられます。

しかし、①エジプトではミイラ作成に際し、腐りやすい内臓を除いていたので、ミイラを調べても、がん初発病巣は見つからないこと、②その時代は平均余命が三〇歳以下でしかなく、がん好発年齢に達する人が少なかったことから、発がん率が低かったとは断定できません。

現代社会には、がんは放っておくと痛む、苦しむ、のたうちまわる、というイメージがあります。そうならないように、がんと診断されたら治療を受けよう、と考えておられる方も少なくないでしょう。

しかし、がんは放っておくと本当に痛むのでしょうか。がんと分かっても手術できなかった時代の記録が参考になります。

日本国第十一代、第十三代、第十五代首相を務めた桂太郎は胃がんで亡くなり、発症から死亡までの様子が当時の新聞記事に詳しい（全文は拙著『患者よ、がんと闘うな』文春文庫に掲載)。

記事を要約すると、桂公には一九一二年三月、食思不振が生じたが、他に異常なし。その後も食思不振は継続。翌年春には、全身貧血と衰弱を認め、転地静養しても軽快せず。同年六月には、上腹部に腫瘤らしきものを触れ、全身衰弱と貧血がはげしくなった。

やがて流動食しか摂れなくなり、衰弱も激しく、臥床を強いられたが、意識は清明で会話や睡眠は通常通り。疼痛や嘔吐等の著しき苦痛はなく、大小便も異常がなかった。

そして別の記事は、「之を要するに一般容体は漸次増悪しつつありと。而して公は些《いささか》の苦痛をも感ぜざるものの如く、見舞ふ者あれば必ず笑顔を以って迎へ、意識極めて鮮明なること多しと」。そして同年一〇月一〇日の昼ごろから昏睡状態におちいり、同夜半に亡くなりました。

この経過から、胃がんを放置しておいた場合、食事がとれなくなり、全身衰弱がくるものの、意識は最期の直前まで清明で、痛みがないことが見てとれます。

ただ歴史に名を残すような人物は、がんによる痛みがあっても我慢して明るく振舞っていた可能性があります。

痛みを訴えない末期がん患者

そこで庶民に目を向けるのですが、古い文書には庶民のことが書かれていない。他方、現代人は手術、抗がん剤等で治療されてしまうので、がんを放置していた場合のことはやっぱり分からない。

ところが最近、貴重な経験が公表されました。大ベストセラーになった『大往生したけりゃ医療とかかわるな』（中村仁一著、幻冬舎新書）に老人ホームの常駐医が診た末期がん患者の様子が載っているのです。

少し引用すると、末期がん患者の内訳は男性二四名、女性二八名。がんの種類（がん種）と人数は、

胃がん　一〇名
肝がん　八名
肺がん　六名
大腸がん　五名
乳がん、転移性肝がん　各三名
胆のうがん、前立腺がん、多発性骨髄腫、膵がん、虫垂がん　各二名

口腔底がん、膀胱がん、喉頭がん、悪性中皮腫、急性白血病、転移性頸部がん、転移性脳腫瘍　各一名

となっています。

これらの人たちは死ぬまで痛みを訴えず、眠るように死を迎えたとのことです。注意すべきは、患者たちは高齢で、ほとんどがぼけていたことでしょう。がんを放置したのは本人の意思というより、「年も年だし、これ以上苦しい思いをさせたくない」という家族の希望によるものでした。

したがってこの経過からは、意識が清明で判断能力が十分ある人が末期がん状態になった場合にも痛まないと断定するのは難しい。ただ、痛みがあれば、ぼけていても意識が混濁していても、苦悶様の表情を浮かべるはずです。そういう様子が見られなかったのは、本当に痛みがなかったからではないか。これだけ多くの患者で、しかも、さまざまな「がん種」で、末期がん状態になっても痛まなかったことは特筆すべきでしょう。

なお本書では、近年用いられだした「認知症」ではなく、「ぼけ」という旧来の言葉を使います。「認知」は「認知する」の名詞形なので、体のどこかの具合が悪いことを意味する「症」と結合させるのは無理があり、「認知症」をどう読んでも、痴呆状態を連想す

ることができないからです（「認知不能症」なら、まだ理解できるが）。

大事なことなので、意識がはっきりしている場合を検討しましょう。ぼけ老人と異なり、痛みを感じやすいのでしょうか。

この点私の外来には、『患者よ、がんと闘うな』の出版以降、がん無治療希望者が多数訪れるようになり、その中に、転移があって末期がん状態といえる患者が何人もいました。胃がん、肺がん、食道がん、子宮頸がん、肝がん、（いろいろながん種からの）肝転移等を持った人たちです。

私は、①がんを無治療でおくことは合理的な対処法であると考えており、②患者本人もそれを合理的と考え放置を希望していることから、受け入れて定期的に診てきました。その結果、がんを放置した場合、原則として痛みが生じないことが確認できました。ただ少しだけ例外があるので後述します。

以上とは別に、私が在籍する放射線治療科には（他の診療科や病院から）多数の末期がん患者が（治療目的で）紹介されてきます。それでこの人たちからも、末期がん状態とはどういうものか学ぶことができました。

ことに数十年前は、死ぬ一歩手前まで家にいて、それから末期がんと分かって、放射線科にかつぎこまれる人たちが多かったのですが、痛みを訴えないことがほとんどでした。彼ら・彼女らは、そこから放射線治療を受けるので、純粋に「がん」を放置したとはいえませんが、未治療で末期がん状態にいたっても痛みがない証拠にはなります。

なぜ痛まないのか

では、「がん」を放置してもなぜ痛まないのか。がんのために人が亡くなる理由を知る必要があります。

この点かつて「悪液質」という言葉がありました。末期がん状態を表す医学用語で、体重が減って骨と皮だけのようになり、頬がこけて、目が落ちくぼんでギョロリとした外見になった場合に、「あの患者は悪液質になっている」といいました。それが末期がんの典型的な外見だったのです。

実際にも、がん患者を多数診ている医者には、患者の外見から「もう長くないな」と分かることがあります。それは、この悪液質と形容できる顔つきから判断しているのです。

悪液質の原因として、がん細胞から（悪液質形成因子とでも呼べるような）特殊な物質が出ているのではないかと考えられ、いろいろ調べられました。が、そういう物質は発見できませんでした。

考えてみれば、がん細胞といっても、正常細胞から分かれたものなので、もともと（正常細胞に存在しない）物質が作れるはずがないのでしょう。

思うに悪液質状態とは、飢餓状態の別の表現でしょう。前述した桂太郎のように、がんがあるため食事が十分とれなくなって痩せこけたと考えれば、説明がつきます。

結局、がんを放置した場合に死をもたらす原因は、初発病巣が増大したため周辺に及ぼす物理力です。この物理力は、重要臓器を圧排してその機能を低下させるので、人は生きていけなくなるのです。

機能不全の例を解説しましょう。

まず脳腫瘍ですが、腫瘍が増大すると、頭蓋内の圧力が高くなり、脳組織が頭蓋に押しつけられて死滅します。全身機能を統合している脳組織が死ねば、人も亡くなるわけですが、意識がだんだん薄れ、眠るように死ぬことができます。

胃がんや食道がんでは、増大したがん腫瘤が胃や食道の内腔を徐々にふさぎます。結果、食べたものが通りにくくなるので、自然と食事量が減り、痩せてきて、悪液質と形容される状態に至ります。最期は意識も混濁し、穏やかな死を迎えます。

肝臓・胆道系のがんでは、死に至るルートは二つあります。一つは、肝臓の中で腫瘤が増大した分、正常の肝組織が死滅してしまうことによる「肝不全」です。

肝臓は、体内の老廃物の「処理工場」ですが、正常に機能する肝組織が（八割壊れて）当初の二割程度に減ると、老廃物をきちんと処理することができず、体内に老廃物がたまって、人は死亡するのです。

この場合、老廃物が脳に作用して、脳組織の活動を弱め、意識を薄れさすので、患者は眠るように亡くなります。

もう一つのルートは、胆管内にがん腫瘤ができることによる機能不全です。腫瘤が胆管をふさぎ、肝臓で作られた胆汁が胆管を通過できなくなる結果、胆汁と一緒に排泄されるはずの「ビリルビン」が全身血液中に逆流し、体内の諸組織にたまって「黄疸」を引き起こします。その結果、死に至るのですが、この場合もだんだん意識が薄れていって亡くなります。

がんにより「腎不全」が生じることもあります。腎臓は体内老廃物のもう一つの処理工場で、老廃物は尿中に出て、尿管を通って膀胱にたまり、尿道から排泄されます。この通り道のどこが詰まっても、尿が停滞する結果、老廃物が体内にたまり、やがて「尿毒症」

とも呼ばれる腎不全状態を引き起こすのです。

膀胱がん、子宮頸がん、前立腺がんが腎不全を起こす可能性があります。放置した場合にかならず腎不全を起こすわけではなく、腫瘤ができた場所との関係で、たまたま尿をせき止めてしまう場合に腎不全を起こすのです。他方、腎臓は二つあるので、片方が腎がんになっても腎不全にはなりません。

腎不全でも、体内にたまる老廃物が一種の麻酔剤として脳に働きかけるので、神経の活動が鈍り、眠るように亡くなります。

以上、種々の臓器の機能不全状態をみると、いずれも、痛みがないことがわかります。原理的には人は、がんを放置した場合、眠るように死ぬことができるのです。

これは考えようによっては、自然の摂理ないし大いなる恩恵というべきでしょう。がんを放置した場合、どのくらいの大きさになったら人が亡くなるかは、がんが初発した臓器によります。

小さくても、人が死ぬ可能性があるものとしては、胆道のがん、ことに総胆管がんが代表的です。肝臓の中に発した細かな無数の胆管は、川の支流が集まって太い流れになるのに似て、合流を繰り返して最後は総胆管になり、十二指腸に開きます。この総胆管をふさいで黄疸を起こすには、腫瘤が一センチ程度あれば十分なのです。

胃がんや膀胱がんでは、どのくらい早くに機能不全を起こすかは、腫瘤が生じた場所によります。たとえば胃袋は、入り口と出口が狭く、中央部は広々としています。そのため中央部にできた腫瘤は、直径が一〇センチになっても（食物の）通過障害を起こすには不十分なことが少なくない。これに対し入り口や出口にできた腫瘤は、二〜三センチでも食物を通さなくなることがあります。

膀胱がんも、尿道から離れた場所にできた腫瘤は、相当大きくならないと尿道をふさげない。しかし、尿道に近いところにできた腫瘤は、小さくても尿道をふさぎやすいという、胃がんと似た関係があります。

痛みが出る例外的ケース

ただし、初発病巣が大きくなってきた場合に、それが原因で痛みが生じることはない、と言い切ったらウソになります。腹痛や背部痛が出て、調べてみたら胃がんや膵がんがあった、というケースがあるのです。

これは、がん腫瘤が生じた場所によるようです。たとえば胃がんが胃の中央にできると、前述したように、かなり大きくなっても食物の通過障害は生じず、患者は生きつづけます。すると、がん細胞が胃の外に出て育つ時間的余裕を与え、がんが神経に侵入（浸潤）して痛みを生じるものと思われます。

膵がんの場合も、胆管閉塞による黄疸や、十二指腸閉塞による食物の通過障害がなかなか生じないケースでは、がん細胞が近くにある神経に侵入する時間的余裕を与え、痛みが生じるのです。

どの程度の頻度で痛みが生じるか、よい統計はありません。が、前記老人ホームでの経験では、五二人中だれも痛まなかったのですから、例外的ケースは相当少ないと考えてよいでしょう。

頻度に関しては、異論がでることも考えられます。が、ここで検討したのは、既治療のケースではなく、未治療患者における痛みの頻度であることに留意すべきです。がんを治療すると（後述するように）痛みが生じることが増えるのです。

これまで初発病巣の増大が死因となる「がん種」を見てきましたが、初発病巣の増大によっては死に至らないがん種も少数あります。乳がんと皮膚がんがそれで、体表面にでき、重要臓器に隣接していないという共通点があります。

この点私は、二〇〜三〇センチもある巨大な乳がんを持つ患者を何人も診てきました。しかし、誰も悪液質状態にはなっておらず、全身機能は良好で、ピンピンしていました。このことは、がん細胞が悪液質形成物質を作るのではないという別の証拠になるでしょう。しかし、そういう彼女らも、やがて末期状態を迎えます。そこまで大きくなる乳がんは、かならず内臓に転移しており、それが増大して末期状態になるのです。

乳がんが転移する臓器としては、肺、肝臓、脳、骨が代表的です。転移で死ぬというのはどんなものなのか、他のがん種の参考になるので、概観してみましょう。

乳がんが肺に転移した場合は、肺に初発する肺がんと同じく、呼吸ができなくなって死亡します。

呼吸ができないというと、とても苦しいように思われるでしょうが、完全に放置した場合はそれほどでもありません。動くと酸素消費量が増え息苦しくなるので、最期近くでは寝たきりになりますが、じっとしていれば我慢できる程度です。欲すれば、酸素吸入をすることもできます。

肝臓への転移で死亡する場合は、初発性肝がんの場合と同じ亡くなり方をします。肝臓の大部分（八割以上）を転移病巣が占めると、老廃物を処理しきれなくなり、肝不全になって死亡するのです。

この場合、痛むことがあります。転移病巣が大きくなるとともに、肝臓周囲をおおう「被膜」を引き伸ばすのが原因でしょう。被膜が引き伸ばされる前に肝不全が生じれば、最期まで痛まずにすむわけです。ただ痛むのは例外的で、前述した老人ホームのケースでも痛みがなかったとされています。

脳に転移した場合も、脳腫瘍が初発した場合と同じです。転移病巣が生じた場所に応じて、手足の麻痺や言語障害等の神経障害が発症し、頭蓋内の圧力が高くなり、脳組織が圧迫されて亡くなります。このとき、頭痛が出ることもあります。

以上のように、がんの転移は原則的に、痛みが生じないで眠るように死亡することができます。が、骨転移は少し異なります。というのも、骨転移が原因で亡くなることは相当珍しいからです。

骨は、内部にある骨髄で造血作用を営み、赤血球、白血球、血小板を作っています。それらが一切作られなくなれば、貧血や白血球減少等の「骨髄機能不全」で死亡します。しかし、骨髄は広い範囲に存在するので、一部の骨が転移でやられても、骨髄機能不全になりにくい。

他方で骨転移は、しばしば痛みの原因になります。痛む原因は、がん腫瘍が増大して骨の被膜を引き伸ばすためとも、がん細胞から痛みの原因物質が分泌されるためともいわれていますが、骨転移で死ぬことがないため、痛みが前面に出てくるのです。

こうして乳がん骨転移では、痛みを経験する人が多数見られます。——なかなか厄介ですが、痛みは鎮痛剤や放射線治療で和らげることが可能です。

「早期発見」の努力は無意味

これまで述べてきたのは、初発病巣の存在が明らかで、それとともに臓器転移が見つかったケースです。

しかし、内臓初発のがんでは、先に転移病巣が発見されることがあります。

たとえば、背中に痛みがあって調べたら、骨への転移と分かり、全身を検査したら、胃に初発と思われる病巣が見つかるようなケースです。

手足の自由が利かなくなって、脳を調べたら複数の病巣があり、転移らしい。そこで全身の検査をしたら、肺がんが発見される、というようなケースもときどき経験します。

これら転移症状が先行することは、どんながん種でも見られますが、国民のがん死亡率を反映するのでしょう、胃がんや肺がんからの転移が多い印象を受けます。

放置した場合にどのように亡くなるかは、初発病巣が死因になるか、転移病巣が死因になるかで異なってきます。それぞれ、前述したことが参考になるでしょう。

がんの中には「初発不明がん」と呼ばれるものがあります。転移病巣だけが見つかって、体のどこにも初発病巣が見つからないケースです。医学界では「原発不明がん」と呼ぶのが普通ですが、これだと「原子力発電所」を略した「原発」と紛らわしいので、初発不明がんと呼ぶことにします。

私が診たある女性患者は、左頸部にリンパ節転移が発見され、全身を検査しても初発病巣がわかりませんでした。が、さらにくまなく探した結果、子宮頸部にごく小さな初発病巣が発見されました。

このように初発不明がんといっても、全身検査の種類や詳しさによって、初発病巣が発見されるかどうかが違ってきます。そして最後まで初発病巣が発見されないのが、真の意味での初発不明がんです。

初発不明がんは、他の病気で亡くならないかぎり、転移病巣の増大によって亡くなります。が、増大スピードは人によってまちまちです。

真の意味での初発不明がんが教えてくれる重要な事実は、転移は、がん細胞が生まれてすぐに生じているということです。がん細胞が生まれてすぐ転移してしまうため、初発した部位にはがん細胞が残らず、初発部位が不明になると考えられるのです。

このことは、がんを早期発見するための努力が無意味であることを教えます。なぜならば、がん早期発見の目的は、がんが転移する前に治療することだからです。がんは、がん細胞が生まれて間もなく転移するので、早期発見しても目的が果たせないのです（後述、九四頁）。

転移がある「がん」は、放置した場合も、治療した場合も、やがて終末期を迎えます。このとき、水分補給・栄養補給という名目で点滴注射が行われますが、それで患者はかえって苦しくなります。

これに対し、自然の成り行きに任せた場合には、諸臓器の機能が衰え、食事がとれなくなり、痩せていき、尿量は少なく、呼吸は浅く、脈は弱くなり、やがてロウソクの火が消えるように亡くなります。

人体は、死期に向かって、食事や水分を控えることにより、体がひからびてラクに死ぬことができるよう、自己調節しているわけです。

これに対し、水分が強制的に体内に入れられたらどうなるでしょうか。尿や汗として排泄できなかった水分が体に溜まり、手足からむくみだします。やがてその影響は肺にも及び、水が肺の中にしみだします。すると人体は、反射的に、肺内の水分を痰として外に出そうとする。

しかし末期患者は、筋力も衰えているので（強い咳をして）痰を排出することができない。それで肺に水がますます溜まり、酸素を体内に取り込むための肺スペースがいよいよ限られてきて、いわば海で溺れて水が気道から肺に入ったような状態になります。——これでは苦しい。じっと寝ていても、苦しくなるのです。それで患者は、鎮静剤等で早く意識をなくしてくれと願うようにもなる（実行すると、お迎えが早くなります）。

だから、末期患者が呼吸困難になったら、点滴のせいではないかと疑ってみることが必要です。

点滴はまた、感染症の源にもなります。点滴のため血管内に留置したカテーテル（管）の周囲に細菌が繁殖し、敗血症や肺炎へつながっていくのです。これでは病人は苦しくなるばかりですし、命も縮めます。日本の年間（すべての死因による）死亡数は一二五万人。そのうち数万人は、死因ががんや脳卒中等となっていても、直接の死亡原因はカテーテルによる感染症によると見られます。

したがって死に場所を選ぶ際には、点滴のことも考えるべきです。病院だと、種々の理由から最期まで医療的なことをしたがるので、点滴カテーテルを装着されてしまう可能性が高い。――それは避けたい、と患者・家族が思っても、点滴をするのが習慣になっている医者やナースと争いになりがちです。

それゆえ最期は、点滴を自分や家族の意思で拒否できる自宅か、もしくは医療的なことをあまり行わない緩和ケア病棟（いわゆるホスピス）で迎えるのがベターということになります。

以上述べてきたように、がんは放置しておくと、患者はいずれ亡くなります。が、ここで説明してきた「がん」は、私が名づけた「本物のがん」であることに注意してください。本物のがんというのは、他の臓器に転移がある「がん」です。転移があるため、仮に初発病巣を手術で切除しても、やがて転移病巣が増大し、患者が死亡するに至るのです。これに対し、臓器転移のない「がん」は、私は「がんもどき」と名づけました。それについては後述します（九三頁以下）。

一九世紀後半、種々のがん種に対する外科手術が考案された時代には、手術対象となったのは、ほぼ全てが本物のがんでした。これらは手術したら、治らないまでも長生きできるようになるのか。それを次項で考えてみましょう。

2　がんを手術したらどうなる？

延命効果がないのに流行した胃摘出術

がんは臓器転移がある「本物のがん」と、転移がない「がんもどき」に分かれます。前項では、「本物」を放置した場合についてお話ししましたが、本項では、手術したらどうなるかを解説します。

今日、がんが発見されると、当然のように手術になり、初発病巣とともに臓器が切除されます。胃がんがその典型で、胃の摘出術が行われます。

しかし実は、胃摘出術が（放っておいたら治らないはずの）がんを治したとか、患者の寿命を延ばしたという証拠やデータはないのです。

胃摘出術の始祖は、ウィーンの外科教授だったビルロートです。一九世紀に麻酔法と消毒法が発見され、それまで不可能だった開腹手術が可能になったので、彼は一八八一年に最初の胃（部分）摘出術を行いました。その患者は、四ヶ月後に死亡しています。

彼はその後も胃摘出術を続け、患者たちは全員、術後間もなく死亡しました。死因は明らかではありませんが、（腹膜炎や肺炎等の）手術の合併症のほか、がん再発により亡くなったケースも多いはずです。

前項で述べた桂太郎の経過からも分かるように、胃がんは症状が出てからも結構長生きします。短時日で亡くなったビルロート教授の患者たちは、手術で寿命を縮めたとしか思えません。

見方を変えると、ビルロート教授の一連の手術経験は、胃がんに胃摘出術をしてはならないことの根拠になるはずです。

ところが事実は小説より奇なり。この手術経験が、以後世界に喧伝され、胃摘出術が広まっていき、やがて、絶対に行われるべき治療法にまで昇格したのです。

胃摘出術が広まっていく際の、人びとの心理はどんなものだったのでしょうか。

おそらく世間の人びとは、それまで不可能だった胃がんの手術が可能になったというニュースに熱狂したはずです。その際、手術の結果（患者が生き延びたかどうか）は、さしたる関心事ではなかった。手術で患者が死んだと聞いても、成績は明日にも改善されるだろうと期待してしまう。

患者本人はもっと期待します。たとえ「手術で亡くなる可能性があります」と外科医に説明されても、治る可能性があると信じたい。まさか、手術を受けた全員が命を縮めているとは思いもよらない。

他方、胃摘出術の実施を聞いた全世界の外科医たちは、俺もやってみたい、と当然嫉妬する。他人の体にメスを入れようとする人たちは自惚れが強いから、チャンスさえあれば俺にもできると思ってしまう。

そこに胃がん患者が訪ねてくれば、これまで何人も手術したような顔をして手術を勧め、死体の山を築いていく。しかし外科医は、胃摘出術ができたという事実だけを強調するから、世間は、手術室で何か素晴らしいことが成し遂げられつつあると誤解してしまう。

以来、一世紀以上にわたり、手術で胃がん患者が治るとか延命するという証拠はないままです。

手術がむしろ寿命を縮める

がん手術が命を縮めることを示す実際のデータもあります。乳がんにおける手術成績が

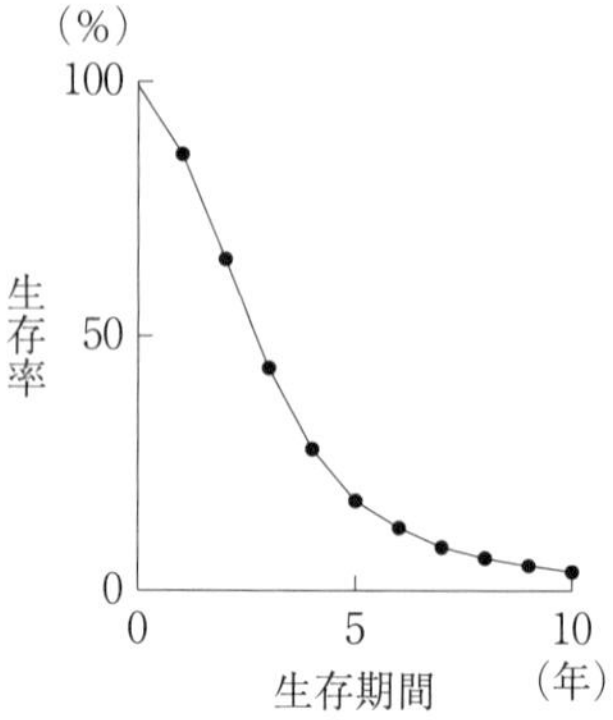

図2　乳がんの生存率曲線（自然経過群）

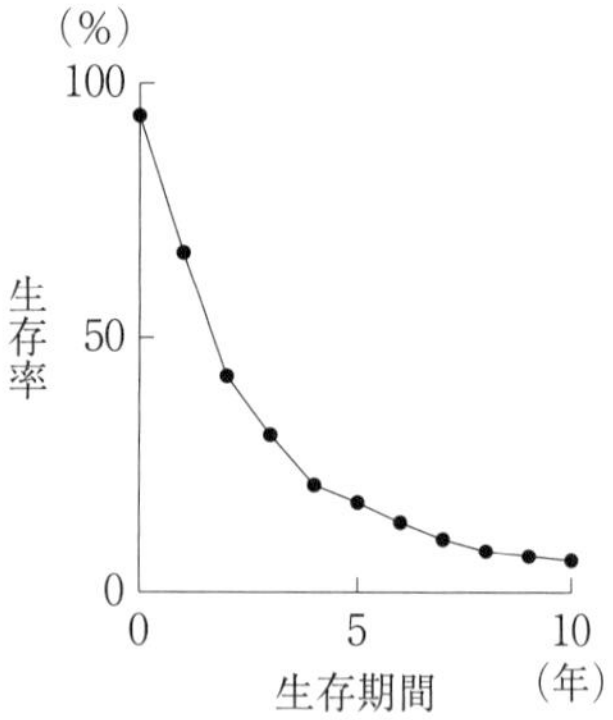

図3　乳がんの生存率曲線（手術群）

それです。

体表面にある乳房も、全摘術が可能になったのは、やはり一九世紀末のことです。それまでは、患部に何か薬をぬって包帯で患部を巻く等の対症療法が行われていました。英国には対症療法を受けた患者たちの詳しい記録が残っており、生存率が計算されています（**図2**。BMJ 1962; 2: 213）。

この当時の乳がんはすべてが、臓器転移がある「本物のがん」と思われます（理由は『患者よ、がんと闘うな』で詳しく述べた）。それでも（**図2**を見ると分かるように）一〇年以上生存した人がいることは、読者にとって新鮮な驚きでしょう。

乳がんを対症的に治療していたのと同時期に、米国のハルステッドという外科教授が、乳房全摘術を考案・実施し、それが広まって全世界の標準治療になりました。そして後年、ハルステッド自身が手術した患者たちの生存成績が発表されたのです（図3）。

図2と図3とを比べると、乳房全摘術を受けた患者たちの方がむしろ短命です。ことに図3は（一〇〇％ではなく）九四％のところから生存曲線が始まっています。これは患者の六％が手術で死亡したことを意味しています。

また手術をしても、一〇年以上生存する割合が増えないのは、臓器転移がある患者たちを手術していたので、当然のことです。

しかし、こういう成績が発表されても、乳房全摘術が廃れることはなく、その後も標準治療の座を占めつづけました。

ところで読者には、それらは一〇〇年以上も前の話だ、手術手技や術後管理の方法等が進歩した現代では、手術の意義も高まったのではないか、という疑問がわくことでしょう。そこで改めて、臓器を切除する手術に「治癒」や「延命」が期待できるかどうか考えてみましょう。

この点前項で解説したように、がんを放っておいた場合、一般に初発病巣の増大が死因になります。したがって、手術で初発病巣を除去すれば、切迫した死の危険を避けることができ、治癒や延命が期待できるはずです。

たとえば胃がんで食べた物が通らず、餓死寸前のケースでは、がんを取り除いて食物が腸の方へ通過できるようにすれば、治癒や延命の可能性が高まるのではないか。

にもかかわらず今日にいたるまで、胃がん手術や乳がん手術で治癒したり延命したという証拠やデータがないということは、別の（命を縮める）要因が働くからです。

局所転移——がんは切除しても治らない

がんを切除しても治癒しない第一の理由は、手術を受けたのが「本物のがん」だからです。転移が他の臓器に潜んでいるので、初発病巣を摘出しても、いずれ転移が大きくなって死に至ります。

そして第二の要因として、臓器転移がある場合、手術すると再発しやすくなって、再発時期が早くなってしまうのです。それはなぜか。

がんの手術をすると、メスを入れた近くに再発することがあります。これを「局所再発」といいます。——局所再発と聞くと、切除しきれず取り残したがん細胞が増殖した結果だと思うでしょう。私も昔はそう考えていました。

しかし、手術後に再発してきた多数の患者を診るうちに気づきました。局所再発が生じる仕組み（メカニズム）には二種類ある、と。

一つは前述した、手術した際の取り残しです。

たとえば乳がんの乳房温存療法では（がん腫瘤を取り除くため）乳房（乳腺）の部分切除術を行うのですが、その後、傷あとに再発してくることがあります。それらのケースの大部分は、部分切除範囲の外（にある乳腺）にまで広がっていた（微小な）がん病巣が再増殖した結果です。

別のメカニズムは、がんが「本物」である（つまり臓器転移がある）場合に働きます。すでに臓器に転移しているからには、がん細胞は（他臓器にたどりつく前提として）いつも血中に浮遊しています。

他方で、メスで傷ついた箇所は、傷を修復するために様々な血球が集まり、血管が新しく作られ、酸素や栄養が豊富で、がん細胞の増殖に適した環境になっている。そこに浮遊がん細胞が取りついて増殖し、再発病巣として認識されるのです。これは発生メカニズムからいって、局所再発というよりも「局所への転移」です。私はこれを「局所転移」と名づけました。

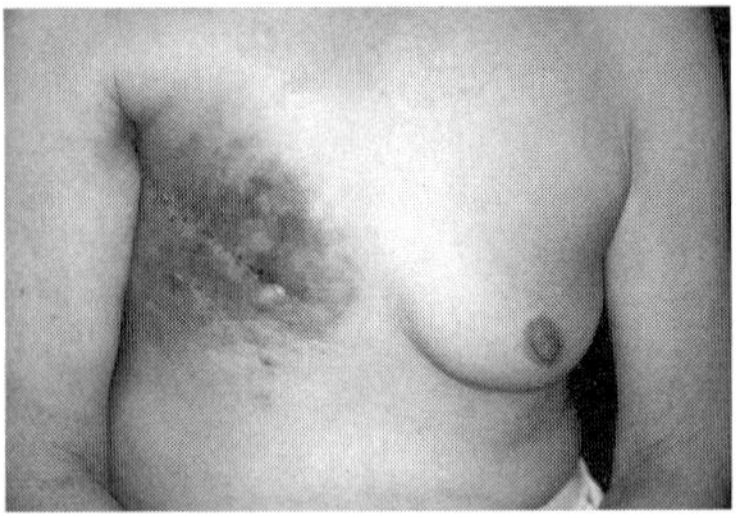

図４　乳がんの局所転移

局所転移の実例を写真で示します（**図４**）。これは、乳房全摘術を受けた乳がん患者の、術後しばらくした時点での外見です。乳房が全摘されたあとの胸壁に、でこぼこしたコブ状の組織が盛り上がっています（実際の色調は赤黒い）。それが再発病巣です。

再発病巣の分布範囲が特徴的です。病巣は全摘された乳房が存在した範囲に限られています。その外側の（無傷の）正常組織部分には病巣が広がっていないのです。メスが入った組織は（がんに対する）抵抗力が落ち、がん細胞の増殖に適した環境になっていることを示しています。

しかも、がん初発病巣が存在していた乳房は取り去られている。それなのに胸壁に新たな病巣が生じたのは、血中に浮遊していたがん細胞が新たに取りついたためである、つまり局所への転移である、と考えられるのです。

がん局所転移は、咽頭がんのような頭頸部がん、肺がん、食道がん等、あらゆるがん種で生じます。乳がんに乳房温存療法を行った後の（乳房内に生じる）局所再発も、局所転移が原因になっているケースがあります。

乳房は生命維持と無関係なので、局所転移が生じても、寿命に影響はありません。しかし（胃がんや肺がんのような）内臓のがんでは、局所転移が促進されれば、その分寿命が縮まります。これが、がんを切除すると縮命効果が生じる大きな理由です。

局所転移で命を縮めた実際例として、逸見政孝さんが挙げられます。彼は九〇年代に人気を博していたテレビ司会者で、胃がんで死亡しました。彼が受けた手術は社会的論争を巻き起こし、その後のがん治療のあり方に大きな影響を与えたので、ここで取りあげます。

逸見さんは定期的に受けていた内視鏡検査で、スキルス胃がんというタチの悪い胃がんを発見され、胃の部分摘出術を受けたのですが、六ヶ月で再発しました。

そこで病院をかえて、有名な外科教授の再手術を受けたところ、臓器を三キログラム摘出され、術後一ヶ月で再発し、再手術から三ヶ月で帰らぬ人となりました。

この経過から見てとれるのは、再手術をすると、手術から再発までの期間が短くなることです。直接の死因は、がんが腹膜に再発し（がん病巣が腸を巻き込んで）腸閉塞をきたしたことによるようです。

この腹膜への再発が生じるメカニズムが「局所転移」と考えられるのです。

胃がんばかりでなく、大腸がん、膵がん、卵巣がん等では、手術前から腹膜にがん細胞が「播種《はしゅ》」（転移）しているケースが多く見られます。その場合、腹水も存在し、腹水中にがん細胞が浮遊しています。

それなのに手術すると、腹膜が切り開かれ、臓器を摘出した部位の腹膜も傷つきます。これら傷あとに、浮遊していたがん細胞が潜り込み、爆発的に増殖するのです。「局所転移」の典型です。

そして手術するたびに、腹膜はますます傷つくので、がん細胞が一層増殖しやすくなる。これが、手術を繰り返すと、手術から再発までの期間が短縮する理由です。膵がん、大腸がん、卵巣がん等で腹膜にがん細胞の播種がある場合にも、同じことがいえます。

腸閉塞の痛みは強烈です。小腸内に入った食べ物を大腸の方に送り出そうとしても、小腸が狭くなっているので、通過できない。そこで体は、小腸をさらに強く収縮させます。このとき痛みが出るのです。そこで対処法は、食物を小腸に入れないようにすることしかなく、患者は絶食を強いられます。

私は、手術しないで放置したスキルス胃がんの患者を何人も診てきました。結果、逸見さんと同程度の進行度では、一年もたたずにがん死する人は皆無でした。全員が数年生存でき、一〇年近く生きた人もいます。

放置した方が長生きするのは、手術しないので腹膜が傷つかず、がん細胞が傷あとに潜りこむこともなく、局所転移が生じないからでしょう。逸見さんも、最初の手術を受けなければ、数年は普通に仕事ができたと思われます。

手術しなかった場合の利点の一つは、腸閉塞症状が出ないか、出ても軽いことです。スキルス胃がんは腹膜播種があるので、それが育って胃や腸を細くするでしょう。しかし、腸閉塞症状は生じないことが多いし、生じても（がん局所転移による腸閉塞に比べれば）程度はずっと軽いのです。これは自然の摂理と思われます。

術死――がんではなく手術で死ぬ

がんを手術すると命を縮める別の原因は「術死」です。がんで死ぬのではなく、手術しなければ生じなかった死亡を術死といいます。

この点医療界では、術後一ヶ月以内に死亡したケースを「術死」と呼ぶルールがあります。が、それでは範囲が狭すぎる。遺体となって裏口から退院する「術後在院死亡」は、それが手術して数ヶ月後の場合でも、また帰宅しても体調が回復せず、カゼ等のちょっとした体調不良をきっかけとして死亡する「衰弱死」も、術死としてカウントする必要があります。

一般に、がんが術後に再発しても、あるいは臓器転移が増大しても、患者の命を奪うまでには数ヶ月以上かかるので、術後半年以内の死亡は術死と考えるのが無難です。**図2**と**図3**を比較すると、乳がん手術グループでは、早い時期で生存率が低下していますが、これも術死の影響でしょう。

現代でも術死が多いがん種として、肺がん、胃がん、食道がん、大腸がん、肝がん、胆道がん、膵がん、膀胱がん等があります。重要な機能を果たしている臓器を切除するからです。

切除する範囲も術死率に影響します。たとえば胃がんでは、胃の部分摘出術よりも全摘術の方が、術死率が断然高くなります。

術死率には、年齢や体力も影響します。高齢になるほど、普段からよわよわしいほど、術死率は高くなる。それで高齢者が胃の全摘術を受ければ、二～三割が術死すると覚悟すべきです。

ただ患者が術死しても、医者は「がんで死亡した」と遺族に言うので、一般人はその実態を知らないままでいるわけです。

手術のために亡くなる直接原因はなにか。うっかり血管を傷つけて（大出血し）貧血で死ぬ、というような明らかなミスは少なく、直接原因の多くは感染、それも細菌感染です。術後の細菌感染は、生じた場所等によって、肺炎、縦隔炎、腸炎、腹膜炎、敗血症、膿瘍などと呼ばれます。死亡の可能性は体力に反比例するので、高齢者や虚弱な人が感染から回復しにくく、亡くなりやすい。

皮肉なことに、細菌をやっつけるための抗生物質が死亡の原因となることが大変多く見うけられます。抗生物質の使いすぎで生じた「メチシリン耐性黄色ブドウ球菌」（MRSA、マーサ）が有名ですが、これに感染すると（通常の黄色ブドウ球菌より）死亡率がずっと高くなります。

抗生物質を使ったことが原因で、新たな感染症にかかるケースもあります。ふだん腸など体の中に住み着いていて悪さをしない（むしろ人体機能維持に役立っている）細菌を抗生物質が殺してしまうため、かわりに危険な細菌が増殖するのです。「菌交代現象」といい、偽膜性腸炎が有名で、死亡率も高い。

前項で述べたように、治療目的の点滴が、細菌の源になることもあります。二四時間ぶっつづけで点滴ができるようにする方法が最も危険です。

手術後の死亡時期を見ると、半年以内の死亡は多くが細菌感染を原因とします。その後、入れ替わるように、がんの局所転移や臓器転移で亡くなる人が増えていくわけです。

以上のように手術には種々の問題があるので、転移がある「本物のがん」の場合、臓器摘出術は患者の命を縮める効果しかないと思われます。

昭和天皇は一九八七年四月、八六歳の誕生日に嘔吐して発病しました。膵臓にできたがん腫瘤が（膵臓に接して存在する）十二指腸を圧迫し、食物の通りが悪くなったためです。

しかし、診断がついたのは九月になってからで、その後「バイパス手術」が行われました。

バイパス手術はわき道をつける手術という意味です。がん腫瘤は切除しないでおいて、小腸を十二指腸が閉塞した部位の手前につなぎ、食物が十二指腸を通らずにすむようにします。昭和天皇は手術後、食事がとれるようになって公務に復帰しました。

ただバイパス手術は、膵がんに対し日本で通常行われる治療法ではなかった。昭和天皇の進行度であれば、膵切除術が標準治療です。バイパス手術はがん腫瘤を残してくるので（治すことを放棄した手術とみなし）八六歳という年齢でも膵切除術をする外科医が日本には多いのです（ただし欧米では、バイパス手術は広く行われている）。

それなのに日本の外科医がバイパス手術を行ったのは、術死を恐れたからです。侍医団の一人が、外科医に膵切除術をするなと指示したと証言しています。

なにしろ膵切除術は、たんに膵臓を切除するだけでなく、胃の部分切除も行って、小腸、胆道をつなぎかえる大手術です。その死亡率は、術後六ヶ月で四〇〜五〇％にもなります。侍医団が、手術してすぐ死なれたら大変だ、という気持ちになったのは理解できるところです。

けれども今日でも、庶民に行われるのは膵切除術です。術死率がきわめて高い一方、五年生存できる患者は一〇〇人のうち一人程度です。外科医たちにとっては、患者が手術で早く死のうが、治ることがなかろうが関係ない、手術ができさえすればご満悦であることが見てとれます。

昭和天皇は、術後一年たった翌年九月に、大量に吐血しました。膵がん腫瘤が増大して、出血したものでしょう。

貧血をおぎなうための輸血は、のべ三万ミリリットル以上におよびました。体の全血液を一〇回入れ替えられるほどの量です。しかし薬石効なく、明けて八九年一月に亡くなりました。

昭和天皇の場合、バイパス以外の方法を行っていれば、もっと長生きできた可能性があります（後述七四頁）。

手術は痛みも生じさせる

手術によって生じる別の弊害は痛みです。

前述したように、がんを放置した場合、原則として痛みはないので、手術後に生じる痛みのほとんどは、手術しなければ生じなかったはずです。

手術で痛みが生じるのは一つには、神経を傷つけ切断するためです。たとえば腕への静脈注射でも、針で神経を傷つけると、ひどく痛みます。それで、ごく希ではありますが、痛みが永続して（腕を）動かすことができなくなり、腕が曲がったまま永久に固まってしまうことがあります。かくのごとく、神経障害と痛みとは密接な関係があるのです。

乳がんの乳房温存療法では、乳房の一部を切り取る手術をします。がんの手術の中では、体への負担が最も少ない手術の一つです。それでも術後、長い間、傷口付近の痛みを訴える患者が少なくない。細かい神経を傷つけずに手術することは不可能だからです。

肺がんや食道がんでは、肋骨と肋骨の間が大きく切り開かれるので、神経の損傷程度も大きく、術後の痛みは相当なものです。この痛みは鎮痛剤でもなかなか治まらず、患者の生活の質（ＱＯＬ）を悪くします。

延命したいなら臓器を残すべし

がんで臓器を切除することは、以上のような問題があるので、延命したい場合には、なるべく臓器を残すことです。

がんの直接死因は、前述したように、がん初発臓器の機能不全によるので、何らかの方法で低下した機能を回復すれば、寿命を延ばすことができます。

具体的な方法としては、バイパス手術、ステント挿入術、ラジオ波による焼灼《しょうしゃく》術、放射線治療等があります。

バイパス手術は膵がんの他、胃がん手術でも基本と考えるべきでしょう。胃の出口（幽門）がふさがれ、食べた物が通過できないとき、小腸を胃につないで、食べた物を腸に流すようにすれば延命が可能になります。

ただ現在では、ステント治療が可能になっていて、健康保険の適用があります。これは網目状の金属の筒（ステント）を幽門に差し入れ、そのまま置いてくるもので、食べた物がステントの中を通って十二指腸に流れます（胃・十二指腸ステント）。

他にも、食道ステント、大腸ステント等、さまざまな部位を拡張するためのステントがあり、それぞれ延命を可能とします。

肝がんのラジオ波治療も、延命が図れます。肝がんは通常、肝硬変から発生するため、一つを治療しても、次々発生してきます。それでほとんどの患者は、肝切除手術をしても治らないし、合併症も術死も多い。技術的に可能なら、開腹せずにすむラジオ波で腫瘤を焼灼する方法を選ぶのが得策です。

放射線治療も、有力な延命手段です。

昭和天皇の場合、バイパス手術をしただけで、あとは何もしませんでした。それが彼自身の意思であれば構わないのですが、当時がん告知は国民的タブーでした。天皇だけ告知されたとも思われず、治療方針は侍医団の独断で決められたのでしょう。

ならば、なぜ放射線治療をしなかったのか。膵がんは放射線の感受性が高いので、がん腫瘤に放射線を照射すれば、縮小して延命できた可能性が高い。天皇の命を奪った大出血も、がん腫瘤からの出血であれば、放射線照射でおそらく止めることができました。

それどころか、最初から放射線を照射していれば、腫瘤が縮小して十二指腸の詰まりがとれ、バイパス手術をする必要がなかった可能性も高いのです。

以上を要するに、「本物のがん」の場合にも、臓器の機能不全を防止すれば、延命できる可能性が高いといえます。機能不全が生じかけているときには、呼吸困難、嘔吐等、何らかの身体症状が出てくるので、その症状を取るような対策を講じれば、自ずと機能不全の回避につながります。

他方、痛みは、典型的な身体症状であるものの、臓器機能不全の徴候であるケースと、そうでないケースに分かれます。前者としては、大腸がんで大腸が詰まり、腸閉塞症状が出たような場合が挙げられます。

他方、よく見られる骨転移の痛みは、前述したように骨髄機能の余力が大きいので、機能不全の前兆とはいえません。が、強く長く続く痛みは体力と気力を確実に奪います。それゆえ、鎮痛剤や放射線照射で疼痛を緩和すれば、体力・気力が回復し、延命につながります。

本物のがんでは、以上のように種々の延命策がありますが、実際に延命すると、困った事態も生じます。潜んでいた臓器転移に育つ時間を与え、転移が種々の症状を引き起こす可能性があるのです。

延命策を講じなければ、初発病巣の増大によりラクに死ぬことができたのに、延命したため、骨転移で痛みがでて、脳転移も生じて神経麻痺になる、といった事態がまま生じます。

そこで今度は、骨転移の痛みに対し鎮痛剤や放射線治療で対処し、脳転移は放射線で叩くのですが、脳転移の場合、延命効果は平均数ヶ月。他の臓器にも転移があるので、治ることはない。それなのに放射線の副作用で、髪の毛が全部抜けて禿げ頭になってしまう。

——がん治療には、皮肉や矛盾の連鎖が内在しているのです。

3　抗がん剤治療を受けたらどうなる？

がん患者には、何かにつけて抗がん剤が使われます。しかし抗がん剤には、がんを治す力がないし、延命効果もない。あるのは、苛酷な毒性だけです。そのため、抗がん剤を使えば使うほど、寿命が縮まります。

そういう理由は、治療データとともに『抗がん剤は効かない』で述べました。が、この本は専門家にも読んでほしかったので、データの引用や解説が詳しすぎた嫌いがあります。そこで本書では、一般読者が理解しやすいように、抗がん剤が効かないという理由のエッセンスを示します。まずは誤解がないよう、留意事項を述べておきます。

第一に、急性白血病と悪性リンパ腫は抗がん剤で治る可能性があるので、以下の検討の対象外です。固形がんでも、小児腫瘍、睾丸腫瘍と子宮絨毛《じゅうもう》がんは抗がん剤で治る可能性があるので、これも対象外です。

次に、抗がん剤を放射線治療と同時に使う「化学放射線療法」も本項の射程外です。①放射線の治療効果を高める目的で（放射線治療の間だけ）抗がん剤を使うので、抗がん剤を使う期間や量が限られていること、②臓器を残すためには、この方法に一理あることが理由です。

最後に、広い意味では抗がん剤の一種である「分子標的薬」も固形がんには無意味・有害です。紙幅の制限があるため、ここでは解説できませんが、その問題点は抗がん剤のそれと重なります（詳しくは『抗がん剤は効かない』参照）。

がん細胞と正常細胞をともに殺す抗がん剤

さて抗がん剤は、がん細胞を殺すことを目的とします（殺細胞効果）。そのため同時に正常組織の細胞も殺します。

がん細胞と正常細胞は、その構造・機能のほとんどが共通しているので、がん細胞だけ殺す抗がん剤を開発することは不可能です。

殺細胞効果が非常に高いので、抗がん剤は「毒薬」ないし「劇薬」に指定されています。それもあって抗がん剤の副作用は、正式には「毒性」と呼ばれます。

毒薬と劇薬の間に本質的な違いはありません。どちらも、仮に健康人に使い続ければ、その人は必ず死にます。何回打てば死ぬかは、抗がん剤によって異なります。

抗がん剤に関して患者・家族は、よく吐き気や脱毛を問題にします。しかし、体に対するダメージという点からすると、そうした毒性は取るに足らないものです。抗がん剤をやめて時間がたてば、いずれ回復するからです。

抗がん剤で真に問題とすべきは、生命維持にかかわる重要臓器の機能低下です。循環器、呼吸器、消化器、泌尿器および中枢神経の機能が低下して異常をきたし、あるいは死亡してしまうのです。

これら重要臓器は、いつも目一杯働いているわけではない。予備的能力があるので、抗がん剤で機能がある程度低下しても、残存機能だけで生命維持を果たすことができます。そのため患者本人は、機能低下に気づかない。いわば水面下で機能低下が進んでいきます。そして回数を重ねるうちに、あるとき突然、心不全症状や呼吸困難等を自覚し、そこから回復することはないのです。

もっとも、抗がん剤に対する感受性には個人差があるので、一度の使用でも、重要臓器の機能が落ち、死ぬことがあります。死なないまでも、一度の使用で、なにがしか機能が落ちていることは確実です。

抗がん剤にはどんな毒性があるのか。どの抗がん剤も殺細胞薬なので、毒性の種類は似たりよったりです。ここでは例として、パクリタキセル（商品名：タキソール）という抗がん剤でみられる「重大な副作用」（つまり重大な毒性）を挙げてみます。

なお抗がん剤の常として、発疹、下痢、食欲不振、便秘、腹痛、倦怠感、発熱等、こまごました毒性が多々あります。が、あまりに多いので、ここには記載しません。詳しくは医者向けの解説書である「添付文書」をご覧下さい（ネットで「添付文書情報」というキーワードで検索すると、各抗がん剤の添付文書をダウンロードできるサイトがヒットする)。

パクリタキセル(タキソール)の重大な毒性

- ショック、アナフィラキシー様症状:呼吸困難、胸痛、低血圧、頻脈、発汗等が生じる
- 白血球減少等の骨髄抑制
- 末梢神経障害、麻痺
- 間質性肺炎、肺線維症
- 急性呼吸窮迫症候群(急速に進行する呼吸困難、低酸素症)
- 心筋梗塞、うっ血性心不全、心伝導障害、肺塞栓、血栓性静脈炎、脳卒中、肺水腫
- 難聴、耳鳴
- 消化管壊死、消化管穿孔、消化管出血、消化管潰瘍
- 重篤な腸炎
- 腸管閉塞、腸管麻痺
- 肝機能障害、黄疸
- 膵炎

・急性腎不全
・中毒性表皮壊死融解症（全身の皮膚が壊死して、ズルッと剝けてしまう）
・播種性血管内凝固症候群（ＤＩＣ）（全身の血が固まってしまい、多臓器不全になる）

このリストを眺めただけで、がんを治療しないでおくほうが、抗がん剤の毒性で死ぬよりラクに死ねる、という意味がおそらく理解できるでしょう。

医者が患者に抗がん剤を勧めるのは、好意的に解釈すれば、抗がん剤が効くと思っているからでしょう。ただし「効く」といっても、「治る」という意味ではありません。抗がん剤の専門家（腫瘍内科医という）であれば、抗がん剤で（固形がんが）治ると考える人は誰もいないのです。

抗がん剤を使う医者たちは、「延命効果」があると思っているのかもしれません。が、その場合も、患者・家族が期待するような（一年、二年といった単位での）延命ではありません。二ヶ月、三ヶ月といった「月単位」での延命効果があると考えているのです。

しかし、仮に数ヶ月の延命効果が得られると仮定しても、抗がん剤の治療期間は、延命期間よりもずっと長い。それでは抗がん剤の毒性に苦しむ期間が延びるだけで、生活の質

（QOL）は下がってしまいます。

したがって、延命効果を理由として抗がん剤を使う医者たちは結局、患者の生活の質には関心がないと考えざるを得ないのです。

比較試験のカラクリ

なぜ医者たちは、抗がん剤に延命効果があると考えるのか。比較試験の結果があるからです。

いろいろな抗がん剤で、抗がん剤を使ったグループと使わないグループを比べ、あるいは、新しい抗がん剤と従来のものとを比べた試験があります。それら比較試験で延命効果を認めたということが、抗がん剤を用いる根拠になっています。

この点私も昔、比較試験の結果を根拠として、一部のがんに治療効果があると考えていました。大部分の固形がんでは抗がん剤に延命効果がないが、乳がんでは延命効果があると考えていたのです。それで『患者よ、がんと闘うな』等の著作で、そう書いています。

しかし気づいたのです。比較試験の結果報告にはインチキがあると。それが『抗がん剤は効かない』を書いた一大動機になっています。簡単に説明しましょう。

インチキがあると気づいたのは、乳がんの治療成績を見直したからです。数種類の抗がん剤を同時に用いる「多剤併用療法」の報告論文は、患者を細分化して何本もの「生存曲線」を掲げていました。それら数本の生存曲線を比較すると、延命効果があるように見えたのですが、不思議なことに報告論文には、患者全員を対象にした生存曲線が載っていなかった（J Clin Oncol 1996; 14: 2197）。

そこで私は、論文中のデータから（患者全員についての）生存曲線を描いてみました。すると驚いたことに、乳がん無治療時代の生存曲線（六〇頁、**図2**）と比べ、生存期間が短くなっていたのです。**図5**（次頁）にそれを示しました。Aのグラフは**図2**に示したのと同じデータです（作図法の関係で、少し違った印象を与えるでしょうが、同じものです）。これに対し、Bのグラフが多剤併用化学療法の生存曲線で、A（無治療）に比べて、生存期間が短縮しています（グラフCについては後述、八九頁）。

ここで、がん治療成績の比較方法について説明しておきます。

読者は、がんの治療成績を比較する場合、「五年生存率」を用いるという話を聞かれたことがあるでしょう。が、それは（早期がんのような）再発なく長期生存する患者が多い場合です。臓器転移がある患者を対象とする場合には、五年生存率だと「ゼロ％」と「ゼ

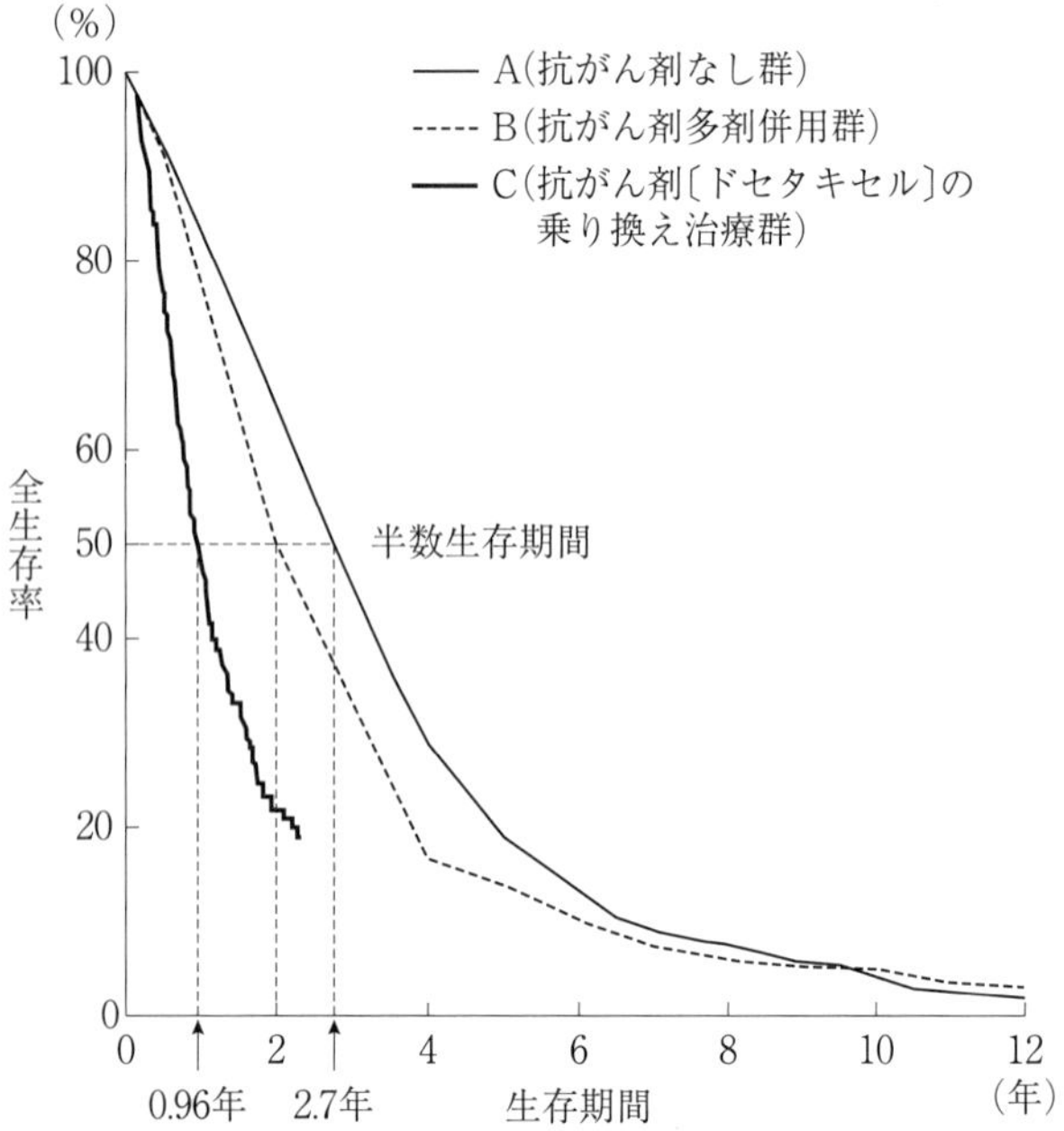

図5　A　約100年前の対症療法のみの乳がんの生存曲線
B　臓器転移乳がんにおける多剤併用化学療法の生存曲線
(筆者作成)
C　抗がん剤の乗り換え治療の生存曲線

ロ％」を比べなければならないことがほとんどなので、成績比較には「生存期間の中央値」が用いられます。

しかし、生存期間の中央値といわれても、チンプンカンプンでしょう。試験対象となっている患者全員の半数が亡くなるまでの期間のことです。**図5**Bでは、生存率が五〇％になったのは治療開始後約二四ヶ月の時点で、これが乳がん患者に多剤併用療法をした場合の生存期間中央値です。

「生存期間の中央値」という用語は、直感的に理解しがたいので、かわりに「半数生存期間」を用いることを提案します（印象が悪いでしょうが「半数死亡期間」としても同じことになります）。

ともかく**図5**Bを描いてみて、乳がんの抗がん剤治療に延命効果があるというのはウソだと分かりました。それ以降私は、抗がん剤データの裏を読む努力を続け、ある結論に達したのです。

私が達した結論は、胃がん、肺がん、乳がん等の固形がんで抗がん剤の延命効果が認められたという論文には、かならずといっていいほど成績を良くみせかける仕掛けが隠されている、ということです。

その仕掛けは、生存曲線を作成するときに働きます。生存曲線を描くときには、当然ながら、患者の生死を確認します。この生死の確認作業の手を抜くとどうなるか、思考実験をしてみましょう。

仮に、健康な高齢者を多数集めて、半年毎に（入院施設のない）クリニックに健診のため永久に通ってくるよう指示したとします。しかし高齢者だから、月日がたつうちに何らかの原因で亡くなって、最後には全員が死亡しているはずです。

しかし彼ら・彼女らは、クリニックで死ぬわけではなく、よその病院か自宅で亡くなるはずです。その場合、健診を指示した医者は、高齢者の自宅に電話する等の「追跡調査」をしなければ、クリニックのカルテ上は、最後の来院時点で生きていたことになっています。

以上を前提として、高齢者をA、B、二つのグループに分け、Aグループは追跡調査をせず、Bグループだけ追跡調査をして生存曲線を描いたらどうなるか。Aグループの高齢者は全員（カルテ上）生きているので、生存曲線は一〇〇％のまま推移します。これに対してBグループは（追跡調査によって）死亡した事実が次々明らかになり、生存率はゼロ％に近づきます。――これがインチキの種なのです。

抗がん剤の比較試験では（試験実施者が成績良好であってほしいと願う）グループの追跡調査が決まって不十分です。全然追跡調査をしない、というわけではなく、ある程度はしています。しかし、対象患者の一〇%程度で追跡調査の手を抜くと、半数生存期間（生存期間中央値）に差が出てくるのです。試験を実施している研究者の一部に不心得者がいれば、延命効果が示されるということです（二二七頁、図8）。

この点、比較試験を実施するのは、抗がん剤治療の専門家である腫瘍内科医たちです。彼ら・彼女らは（仮に比較試験で良好な成績が示されて）新しい抗がん剤が認可されれば、抗がん剤治療の機会が増え、病院収支や個人的収入等、世俗的な面でいろいろ有利になります。

しかも、試験成績を良好に見せかけるには、ちょっとだけ追跡調査の手を抜けばよいのです。あとで誰かに試験記録を調べられても、書類を改ざんするといった類の不正ではないので、意図的に手を抜いたという証拠は残らない。いわばフリーハンドでインチキが可能なのです。

「乗り換え治療」というさらなる欺瞞

ともかくも比較試験の結果、新しい抗がん剤が次々認可されてきました。今、その数は相当なものになっていて、胃がん、肺がん等、ほぼすべての固形がんで、複数の抗がん剤が認可されています。

それで臨床現場では、抗がん剤が無効・有害と分かったときに、医者が「抗がん剤はもうこれでお終いにしましょう」と言うのではなく、「薬を変えて、次にこれをやってみましょう」と言いだすケースが非常に多い。これを私は「乗り換え治療」と名づけました。

乗り換え治療が最も頻繁に行われるのは乳がんでしょう。その理由としては、①乳がん患者は臓器転移があっても、他の固形がんより（平均的に）長命なので、投与可能期間が長いこと、②日本人女性の平均余命が長いことから分かるように、女性がん患者は一般に、男性がん患者よりも（もともと）健康体なので、抗がん剤に耐える力が大きいこと等が挙げられます。

逆にいえば、男性患者は（平均的にみて）女性患者より抗がん剤の毒性が強くでるので、以下の話は男性患者に一層妥当することになります。

乳がんでは、乗り換え治療のデータが豊富にあります。新薬開発のための比較試験は、以前に抗がん剤治療を行って、それが無効だった患者を対象として実施されるので、乗り換え治療の試験ともいえるからです。

ここで重要な前提として、臓器転移がある患者については「半数生存期間が一定」というルールがあることを指摘しておきます。大事なことなので説明しましょう。

臓器転移がある患者たちは、だんだんと亡くなるのですが、どの時点で死亡するかには、あるルールがあります。一定期間内に死亡する確率は、どの時点でも同じ（一定）、というルールです。

たとえば、転移があると診断されてから半年以内に死亡する確率が六％としましょう。これは患者が一〇〇人いれば、半年後には六人減って九四人になっているということです。この場合、五年たった時点の死亡確率も（その時点から半年以内に）六％なのです。

したがって、Ａという抗がん剤で治療を受けた人たちの「半数生存期間Ａ」と、がんや抗がん剤で死なずに、Ｂという抗がん剤に乗り換えた人たちの「半数生存期間Ｂ」とは、原則として同じになるはずです。が、実際には、抗がん剤をかえる度に、半数生存期間は短くなっていく。それを示すのが、**図５**のＣのグラフです。

グラフＣの患者たちは、以前に抗がん剤で治療され、それが無効だった患者が大部分を占め、試験では「ドセタキセル」という抗がん剤が投与されています。結果、半数生存期間は、初めて抗がん剤を用いたグループ（B）のそれよりさらに短くなっています（J Clin Oncol 2002; 20: 2812）。

このように、臓器転移がある場合、半数生存期間は無治療だと二・七年。それが抗がん剤を使うと、二年に減る。さらに別の抗がん剤に乗り換えると、一年未満になってしまう。抗がん剤を使えば使うほど寿命が短くなるという実例がここにあります。

とするならば、抗がん剤をさらに何度も乗り換えれば、もっと寿命が縮まるはずです。その実際例は国立がん研究センター中央病院からの報告に見ることができます。この病院の特徴として、抗がん剤治療が無効と言われるたびに、次の治療に乗り換える患者が多く、八回（！）乗り換えた患者もいます。

そうした乗り換え治療をいよいよ止めた患者たちの、その後の生存曲線を見ると、半数生存期間は三ヶ月ちょっとしかない（詳細は二〇二頁、**図6**）。大部分が乳がん患者なので、もし抗がん剤を使わずにいれば、これら患者たちの半数生存期間は二年以上あったはずです。それなのに、抗がん剤を乗り換え、乗り換えしていくと、寿命がここまで短くなってしまうのです。

抗がん剤投与停止による延命効果

がん治療の現場では最近、ある論文が注目を浴びています。臓器転移がある肺がん患者を対象とした、米国で行われた比較試験の結果です。この試験では、抗がん剤治療を始めた患者を二つに分けて、片方は抗がん剤治療を続け、他方はそれとともに（最初から）緩和ケアも開始しました。具体的には、緩和ケア科の医者の診察を毎月受けさせたのです。結果、緩和ケアを受けたグループの半数生存期間が二・七ヶ月延びました（N Engl J Med 2010; 363: 733）。

たったそれだけ、と思われるかもしれませんが、抗がん剤治療医たちは（肺がんでは）一、二ヶ月の延命効果を示すのに四苦八苦しているので、彼ら・彼女らにとって、この報告は画期的なのです。

そこで日本でも、抗がん剤治療には最初から緩和ケア医を参加させるべきだという気運が生じています。緩和ケア医を抗がん剤治療の補佐役にしようというのです。が、それは、比較試験の結果を読み間違えています。

というのも、「なぜ早期緩和ケアによって生存期間が延びたのか」という質問に対し、前述の比較試験に参加した（米国の）緩和ケア医は、「早期緩和ケア群では終末期において抗がん剤治療を中止する時期が早い傾向にあり、このことが生存期間の延長に寄与した可能性がある」と述べているからです（「週刊医学界新聞」二〇一二年二九八六号）。

つまり、この比較試験は、抗がん剤を止めることの延命効果を実証したものと見ることができます。それなのに、この試験結果を楯にとって、緩和ケア医を抗がん剤治療に協力させようとするならば、それは見当違いなのです。

ともかく患者・家族にとって、目の前の緩和ケア医がどのような考え・方針を持っているかは大問題です。それ次第で、患者・家族に対するアドバイス内容が決まり、抗がん剤を続けるか止めるかに影響するからです。

この点日本の緩和ケアは、まだ歴史が浅いこともあり、最初から緩和ケアに取り組んでいる医者は少ない。現在その道の権威となっている人たちは全員が、内科、外科、麻酔科などに従事していて、途中から緩和ケアに転身したと思って間違いない。

そこで問題になるのは、抗がん剤治療を専門にしていた人たちが、緩和ケア科の要職に就いているケースがあることです。本書執筆時点では、がん研有明病院や静岡県立静岡がんセンターなどがそれに当たります。こうした施設では、緩和ケア医が終末期患者の抗がん剤治療に協力している可能性があるので要注意です。

4　ニセモノのがん「がんもどき」

転移するがんと転移しないがんの違いはどこに？

もともと「がん」は悪性の代名詞でした。がんはどんどん進行する、がんにかかれば死んでしまうという事実が、タチが悪いとされた理由と思われます。

ところが「がん」は現在、死なないようになってきています。早期の胃がんや大腸がんでは、切除後の五年生存率が一〇〇％近い。——これをどう考えるかが問題です。

このことをもって素晴らしい、偉大な医学の進歩だ、と喜ぶのが一つの受け取り方でしょう。が、それは、医学的には少々単純に過ぎます。

というのも、がん細胞が発生してから人を死に至らせるまでの「がんの一生」を考えた場合、早期がんが見つかるのは決して初期ではなく、むしろ晩期だからです。——早期がんが見つかるのは一センチほどになってからですが、①その大きさだと一〇億個のがん細胞が詰まっているのです。

他方、「本物のがん」であれば、臓器転移が潜んでいるため治療しても治らないのですから、②手術したら治るということは、その時点では体のどこにも転移がない証拠です。

そこで①、②を考え合わせると、③「本物のがん」は（早期がんと呼ばれる）がん細胞が一〇億個に増えるまでの間に、一個のがん細胞も転移できない、そして④その時点を過ぎて初めて、がん細胞が転移して「本物のがん」になる。――③④は自然現象としてありうることなのでしょうか。

実際のところ、臓器転移がある「本物のがん」は、がんの一生のごく初めに転移しているのです。そういう根拠を幾つか挙げてみましょう。

最初から医者に「手遅れだ」と言われる「がん」があります。他の臓器に転移が見つかるからですが、検査で発見できる転移病巣には、最低でも一億個近くのがん細胞がありま す。それは、がん細胞が転移したのが（初発病巣が）一ミリよりずっと小さな時期だったことを意味します。

第二に、転移がないと思って手術を受けたら、一年後に転移が出現してしまった。――よくある話です。患者・家族は、もっと早くに検査を受けていたら、転移する前に見つかったのではないかと後悔します。

しかし、これは考え方が逆なのです。手術して間もなく（発見できる大きさの）転移が出現したという事実が、初発病巣が（一ミリの一〇分の一以下というような）ごく小さいときに転移が生じている証拠になるのです。

第三として、「がん」では、まず「がん幹細胞」が生まれ、それが「その他大勢のがん細胞」の元になることが分かってきました。したがって、がん幹細胞がその病巣にあるがん細胞全体の性格を決めることになります。

すると、もし①がん幹細胞に転移する能力がなければ、その他大勢のがん細胞も転移能力がない、もし②がん幹細胞に転移能力があれば、その他大勢のがん細胞も転移能力を備えることになる。そして②の場合、転移はごく初期に生じるわけです。

転移がごく初期に生じることの典型例は、先に触れた「初発不明がん」です。がん幹細胞ができると同時に別の臓器に転移してしまうので、初発部位にがん病巣を形成できないと考えられます。

これらの根拠から分かるように、「本物のがん」であれば、その発生初期にがん細胞は転移しています。がんの一生から見たら「晩期」である早期がんになるまで転移しないという考えは誤りなのです。臓器転移がない「早期がん」は、これまで検討してきた転移がある「本物のがん」とは本質的に異なるものです。

そこで私は、臓器転移がない「がん」に、「ニセモノ」であるという意をこめて「がんもどき」と名づけました。

診断法の問題——何をもって「がん」と言うのか

なぜ「ニセモノのがん」も「がん」と診断されるのか。現代のがん診断法に原因があります。

実地臨床では、患者の体に細胞の塊である「腫瘍」を見つけたところから話が始まり、これを「がん」かどうか診断しようとします。

この際、「がん」かどうかの診断基準に「転移の有無」を採用すると、なかなか難しいことになります。なぜならば体内に転移が存在しても、検査で発見できる大きさになっていないことが多いからです。それなのに、転移が発見できないとして「良性腫瘍」と診断すると、あとで転移がでてくるケースが続発します。

そこで実地臨床では、初発病巣を調べるだけで「がん」かどうかを判定することになる。具体的には、組織を顕微鏡で調べる「病理検査」で決めるのです。

ところが顕微鏡で見ると、転移がある「がん」と、転移がない「良性腫瘍」の顔つきは酷似しています。その結果、転移がない「良性腫瘍」も「がん」と診断されてしまうのです。――この「良性腫瘍」が、私のいう「がんもどき」です。良性で転移がないのに「早期がん」に格上げされてしまうのは、こうした理由があるからです。

読者や家族が「がん」と診断されたときのために、話を整理しておきましょう。

患者に発見されるすべての固形がんは、病理検査で「がん」と診断されますが、その中には「本物のがん」と「がんもどき」が含まれます。病理検査では前述したように、どちらであるかは判定できない。ただ、CTなどの画像検査で臓器転移が見つかれば「本物のがん」です。見つからなかったケースは、「本物」と「もどき」両方の可能性が残るわけです。

各ケースがどちらであるかは、通常、数年待てば分かります。その間に臓器転移が出現すれば、「本物」だったことになります。ただ一部のがんでは、相当遅れて転移が出現することがあるので、五年程度では「もどき」と断言できません。たとえば乳がんは、ごく希にですが、一〇年以上たってから転移がでることがあります。

病巣が初発した臓器の違いや、進行度（病期）によって、「本物」と「もどき」の割合が異なります。たとえば非小細胞型肺がんでは、一期であれば七割前後が「もどき」で、残りが「本物」です。しかし三期になると、九五％以上が「本物」であり、四期は定義上、かならず臓器転移がある「本物」です。

早期がんにも「本物」が含まれています。が、その頻度は低い。たとえば大腸の「ポリープがん」や子宮頸部の「上皮内がん」は、すべてが「もどき」です。

「がん」に「本物」と「もどき」が含まれていることが分かれば、抗がん剤の不要性は一層明白になります。

「本物」にも「もどき」にも抗がん剤は無意味

というのも「本物」であれば、臓器転移があるので、抗がん剤治療を受けても治らず、毒性で命を縮めます。これに対し「もどき」の場合には、臓器転移がないので、そもそも抗がん剤治療の必要がない。抗がん剤で毒性を被るのはまさに丸損で、命を確実に縮めます。

ことに問題なのは、手術の前か後に行われる抗がん剤治療です。手術の効果を高める目的なので、「補助化学療法」と呼ばれます。

しかし、がん手術の対象は、転移が潜んでいる「本物のがん」か転移がない「がんもどき」のどちらかなので、先に述べた理由で、抗がん剤は無意味・有害です。

それなのに患者たちは、主治医の言葉を信じて抗がん剤を受けてしまう。それどころか、毒性のために体がボロボロになっても、まだ続けようとする。それまで健康だった乳がん患者が（四肢の神経障害がでて）歩行困難になって杖をついて歩いている、といったケースが頻発しています。

そういうケースに接すると、患者の方もどうかしている、もっと早くに（抗がん剤が無意味・有害なことに）気づいてもよさそうなものだ、と思いたくもなります。が、責任は医者の方にある。主治医が勧めなければ、そんなになるまで抗がん剤治療を受けることはないからです。

「もどき」を放置したらどうなる？

「がん」を放置したらどうなるかを先に検討しましたが、それは転移がある「本物のがん」の場合です。

放置したケースが「もどき」だった場合は、別に考える必要があります。

私は外来で、これまで一五〇人以上の「がん」患者を、治療せずに定期的に診てきました。その中に、何年たっても臓器転移が出現しないことから「がんもどき」だったと考えられる患者が大勢います。

ただ、放置した場合の全貌をここで紹介するのは（紙幅の制限があり）不可能です。そこで、前著『がん放置療法のすすめ』で（患者本人の生の声等により）実経過を紹介したケースのうち、「もどき」と思われるケースを列挙しておきます。

・肺がん：CT検査で発見された直径三〇ミリの肺がん。三年後のCT検査で直径は三二ミリになった

・胃がん：五〇ミリの早期胃がん。初診から八年経過。放置後まもなく、検査でがん細胞が発見できなくなった

・胃がん：一八ミリの進行胃がん。放置して半年後の検査で、がんが縮小。初診から五年、健在

・前立腺がん：腫瘍マーカーであるPSA値が、七年の経過で「四」から「七」へ上昇。体調変化なし

・前立腺がん：ＰＳＡ値が、一二年の経過で「八」から「七〇」へ上昇。体調変化なし
・前立腺がん：ＰＳＡ値が、「一〇前後」から一〇年の経過で「一〇〇」台に上昇。体調変化なし
・乳がん：マンモグラフィ（乳房のエックス線撮影）で発見された。乳房全摘術を拒否し、二二年経過、健在
・子宮頸がん：検診で発見された上皮内がん。手術を拒絶し、七年経過。子宮頸部は正常
・子宮頸がん：検診で発見された１ｂ期の腺がん。手術を拒絶し、三年経過。局所を診察することを望まれないので、定期診察では話だけ聞いている。転移徴候なし
・膀胱がん：筋層に浸潤（侵入）している進行がん。八年の経過で、四〇ミリの腫瘍が四三ミリに増大

この他、食道がん、腎がん、甲状腺がん、子宮体がん、大腸がん等を放置した患者たちを診てきました。「がんもどき」と思われるケースでは、増大する場合にも急速な増大はなく、大きさが変らないケース、縮小するケース、消失するケースも見られます。

がん放置患者の経過を診て確認できたことのうちで重要なのは、「もどき」は放ってお

いても、新たに転移しないということです。このことは、『患者よ、がんと闘うな』等の著作で以前から述べていましたが、自分の実体験として確認できた点が重要だと考えています。

早期発見がんは「もどき」の可能性が高い

ただし、「がん」を放置した患者たちの中には、初診時には検査で発見できなかった臓器転移が出現してきた方が数人おられます。その場合、初発病巣と転移病巣の大きさを比較することにより、がん細胞が転移した時期を推定できます。

そのうち、乳がんと腎がんの経過を（患者さんの生の声とともに）前著『がん放置療法のすすめ』で紹介しました。それらの分析により、臓器転移は（初発病巣が発見できる大きさになる）ずっと以前に生じていたことが確認できました。

結局、初発病巣発見時に臓器転移が（体のどこにも）潜んでいない「がんもどき」は、放っておいても転移しないのです。

「がんもどき」が転移しないとすると、臓器転移がある「本物」はどこから来るのか。

各組織の正常細胞が、いきなり「がん化」して「がん細胞」になり、それが増殖すると考えられます。

もう少し詳しくいうと、各正常組織には「幹細胞」があり、それが「その他大勢の正常細胞」を生み出す「元祖細胞」になっています。この正常幹細胞の遺伝子が変化して、「がん幹細胞」に変り、「その他大勢のがん細胞」を生み出すと考えられるのです。

そして、「がん幹細胞」に転移能力が備わっていれば、それから派生する病巣は「本物のがん」になります。他方、「がん幹細胞」に転移能力がなければ、病巣は「がんもどき」になるわけです。

もし早期発見のための検査をして、小さな「がん」を見つけた場合、それは「もどき」の可能性が高いことになります。ことに胃や大腸の粘膜内がん、子宮頸部の上皮内がん、乳房の乳管内がん等は一〇〇％「もどき」です。

これに対し肺がんは、ごく小さいうちに発見しても、「本物」のケースが二割程度混じっています。

いずれにしても、「本物」なら臓器転移があるので、どんなに早期発見しても治らないし、「もどき」なら転移で死ぬことがない。――「がん」の早期発見は、かくのごとく無意味なのです。

しかし、がん検診や人間ドックは、多数の医療関係者の生活を支えています。それゆえ専門家たちが、検診の無効を認めることは今後もないでしょう。読者は専門家の言葉に頼るのではなく、自分の頭で考えて行動する必要があります。

大事なことなので、体内のどこかにあるはずの「がんもどき」を発見しないで放置しておいたらどうなるか、整理してみましょう。

この点、「もどき」と思われるケースでの(がん)放置経過について前述しましたが(一〇〇頁)、(検査で発見されていない場合にも)同じことが体内で生じていると考えられます。

それらのケースから推して、「もどき」は発見されずにいても、体内で大きく育って(生活の質を下げる)症状を引き起こすことは少ないと考えられます。

ただし例外的に、「もどき」が大きく育って、出血、食道閉塞、腸閉塞、尿管閉塞、声帯麻痺等の症状を引き起こすことがありえます。「もどき」は転移がないというだけで、病巣が育って大きくなるケースは、希ではあっても、ありえるからです。

これら症状が生じた場合の多くは、「本物のがん」と思われますが、「もどき」の場合もありえるわけです。後者の場合には、臓器転移はないので、治療すれば治ります。――がんを手術して長期生存した、転移が出てこない、治った、というケースは、このような「がんもどき」であるのです。

「がん」と診断された場合の対処法――無治療のすすめ

さて、「がん」には「本物」と「もどき」があると得心できれば、がんと診断された場合の対処法もクリアーになります。具体的ケースに即して第3章で解説するので、ここでは対処法の大筋を示しておきましょう。

①肺転移や骨転移等、他臓器への転移が明らかに存在する場合

前述したように、手術や抗がん剤治療を受けると寿命が縮みます。初発病巣や転移による（生活の質を落とす程度の）症状があれば、鎮痛剤や放射線治療等、手術以外の方法で症状緩和を試みましょう。体への負担が少なくて症状を緩和できる処置には、延命効果があると考えられます。

②初発病巣に起因する症状があるが、他臓器転移の有無が不明である場合

子宮からの出血や膀胱出血は「もどき」であることが多いので、出血は「本物」の証拠と考えない方がいい。ただそれ以外の、食道閉塞、腸閉塞、尿管閉塞といった症状は「も

どき」もありますが、「本物」の場合も増えます。

いずれにしても、生活の質を落とす症状は、非手術的に対処するのを原則としましょう。舌がん、食道がん、膀胱がん、子宮頸がん等では、放射線で治すことができます。

なおスキルス胃がんは、転移の存在が明らかでなくても、必ず腹膜転移があるので、手術すると寿命が確実に縮まります（六五頁）。それゆえ手術は禁忌（してはならないこと）と考える必要があります。

希ですが、こうした症状の出現を天恵（？）と考え、治療を受けずに過ごし、死を迎えようとする人がいます（私は何人か経験しました）。それも一つの人生の閉じ方であり、本人が熟慮した結果ですから、家族や知人は（困難でしょうが）その意思を尊重するのがよいと私は思います。

③無症状なのに発見された「がん」

健康診断、人間ドック等で見つかるもののほか、がん発見以外の目的で行われた医学検査で偶然発見されたものも含まれます。「がんもどき」が多いのですが、「本物」の場合もあります。

他臓器転移の存在が明らかであれば、どういう治療をしても治らず、生活の質が悪化し、寿命を縮める結果に終るので、無治療を選択するのが得策です。

他臓器転移が明らかでないケースも、「もどき」か「本物」のどちらかです。無症状であるわけですから、しばらく様子を見て、転移が出てくることを（あるいは出てこないことを）確認するのが賢策でしょう。もし転移が出てきて、かつ、症状が出てきたら①に、転移が明らかでないのに症状が出てきたら②に戻って考えればよいのです。

ただ実際問題として、がんと診断された場合、無治療で放置するというのは、心理的に困難であるはずです。そのため、種々の弊害があると知りながらも、治療を受ける人がほとんどであるのが現状です。私には、そういった心理や精神状態がよく理解できます。精神不安定も一つの症状と考えれば、症状緩和のためのがん治療も正当化できるでしょう。

ただ、がん治療にはさまざまな不利益があるので、精神状態は改善されても、後遺症を抱えたり、寿命を縮めることになりかねない。そういう進退両難のジレンマに陥らぬよう、無症状で健康だと感じている人は、がんを発見する契機になる種々の医学的検査に近づかないことが、これからの長寿心得になります。

④例外的場合？：肝がん

肝臓は予備的機能が大きく、かりに「がん」が肝臓の半分を占拠しても、機能に異常はみられず、八割程度になってようやく機能が低下し、「がん」に気づくことになります。しかし、その大きさになると、ラジオ波による焼灼はもちろん、手術も難しい。したがって肝臓がんは、「もどき」は症状が出てから発見し、治療すればよいという原則の例外になるようにも見えます。

ただし、肝臓がんは正常な肝臓には出現しない。基礎疾患として肝硬変や慢性肝炎がある場合に、それを母地として「がん」が発生してくるので、これら基礎疾患を持つ人は定期的に検査を受けます。したがって、健康な人が検査を受ける必要はない、という原則の例外にはあたりません。

第3章　がんをどうすべきか？

1　検診

【ケース1】大腸ポリープがん、切除した後はどうすればいい?
→何もしなくていい、内視鏡検査も必要なし

質問——大腸内視鏡検査で大腸ポリープが二個見つかりました。医師が内視鏡でポリープを切除し、細胞を調べたところ、がん細胞との診断でした。今後、私は何をすればいいのでしょう?

がんと診断され、大変心配されているようで、心から同情いたします。ただし、結論から言うと、このタイプのがんは心配する必要がありません。説明しましょう。

大腸粘膜が半球状ないしキノコ状に盛り上がったポリープを切除して、顕微鏡検査(病理検査)をすると、圧倒的多数は「良性」と診断されますが、「がん」と診断されるケースもあります。

その場合、ポリープ全体が「がん」ではなく、ポリープの一部にがん細胞が見られるの

が通例です。

そもそもポリープがんとは、腫瘍が粘膜内にとどまる粘膜内がんの一種です。日本でポリープがんと診断されるものは、欧米では「がん」でなく「良性腫瘍」と診断されます。日米欧の病理医たちの診断基準に違いがあるからです。

大腸の壁は内側から、「粘膜」「粘膜下層」「筋層」「しょう膜（腹膜）」の順に構成され、がん細胞は粘膜の上皮細胞から発生します。ここまでは、日米欧の病理医の考えは同じです。

違ってくるのはその先です。日本の病理医は、上皮細胞の形と配列などの乱れから、「がん」と診断しようとします。これに対し欧米の病理医は、それだけでがんと診断しません。

がんと診断するということは、人の命を奪う可能性があると判定するのと同じです。それには、腫瘍に周辺の組織や臓器に侵入（浸潤）する能力や、他の臓器に転移する能力がなければなりません。

ところが、ポリープがんは、粘膜内にとどまっており、周辺に浸潤していないし、転移も見られません。実際、ポリープがん患者が大腸がんで死ぬことはないのです。

つまりポリープがんはすべて、私のいう「がんもどき」なのです。日本でも、ポリープがんの診断では保険金が下りない「がん保険」が多く、実質的に「がんもどき」と認めているわけです。

それでもポリープがんを切除しないで放置したら、粘膜下層のさらに下の筋層以深に侵入。周辺臓器に浸潤したり他臓器に転移する、進行期の大腸がんに変わるのではないか、と心配される方もおられるでしょう。

この点、ポリープがんを放置・観察するケースがないので、断定的には申し上げられませんが、次のような事実を指摘できます。

仮にポリープがんを放置すると、がんが筋層以深に侵入するとしましょう。そうするとポリープ部分と筋層以深への侵入部分のがんがひと塊になっている時期が必ずあるはずです。

ところが、これまで世界中で、何十万、何百万の大腸がんが切除されているのに、ポリープから筋層以深にひと塊になっている進行期の大腸がんは見つからないのです。その理由は、ポリープがんが進行期がんに移行する(はずだ)という前提が間違っているから、と考えられています。

いずれにしても、ポリープがんは「がんもどき」です。質問者は今後、何もする必要がありません。不安になるだけの内視鏡検査は、今後は受けないのが一番でしょう。

【ケース2】CTだけで「末期胆のうがん」と診断されたが……
↓進行がんなら見て分かる

質問――五八歳の男性です。念のため受けた健康診断の超音波検査で異常を指摘され、CTで胆のうがんと診断されました。外科医には「手術しても無駄だから、抗がん剤治療をしよう」と言われています。組織を調べてもいないのに、決め付けられるのでしょうか？

がんの検査で組織を採取して顕微鏡で調べる「病理検査」が重要になるのは、腫瘍が小さい場合や、早期がんのケースです。良性腫瘍との区別が困難だからです。ところが進行がんの場合は、診察だけでがんと分かることが多い。たとえば舌や子宮頸部の進行がんは、目で見て、指で触っただけでがんと診断できます。肺がん、胃がんなども見るだけで診断可能なことがほとんどです。

ただ胃がん等は体内にあって直接目視できません。そのため内視鏡やCT等で調べることになります。どちらが優れているかといえば、いわば腫瘤の影絵を見ているCTよりも、腫瘤の色や形を確認できる内視鏡のほうが診断確実性は高いといえます。

しかし胆のうのように、内視鏡を入れられない部位では、CTに頼らざるを得ません。といって不確実というのではなく、胆のうがんに特徴的な所見が認められれば、がんと診断できるのです。

胆のうがんに特徴的なCT所見としては例えば、①がんが肝臓に浸潤＝侵入している、②胆のうの腫瘤とともにリンパ節転移が映っている、などが考えられます。本件ではおそらく、そういう所見を認めたのでしょう。

こうした胆のうがんに特徴的な所見は同時に、予後不良のサインであり、何をしても治らないことを指し示しています。

進行した胆のうがんが治らないのは、切除しても、必ずといっていいほど肝臓に再発してくるからです。だからこそ、進行した胆のうがんは手術せずにそっとしておくのが妥当なのですが、多くは手術が行われています。

しかし胆のう摘出手術をすると、必然的に肝臓を傷つけてしまうため、がんが増殖しやすい状況になってしまいます。

つまり、手術で取りきれなかったがん細胞は、手術による肝臓の傷に沿って爆発的に増殖、患者は手術をしない場合に比べ、命を縮めることになるのです。

現に、一定程度進行した胆のうがんの手術後の（治癒の目安とされる）五年生存率はほぼゼロです。

本件外科医は、手術をしても治らないことを自ら認めています。メスを握る医者たちは、機会があれば切りたくて仕方がない。それなのに自分のほうから手術は無駄と言い出すのはよくよくのことです。患者としては素直に受け取るべきです。

これとは逆に、どういうがんでも「手術しましょう」と言われたら引いて身構えるのが「現代患者学」の要諦です。

ともかくも、手術適応に関する本件外科医の態度には、ある種の感銘を受けました。しかし、抗がん剤を勧めたのはいただけない。抗がん剤治療も命を縮めるからです。

この点、日本には、胆のうがん手術ケースの全国統計があります。その報告論文では、手術を行ったあとに抗がん剤を使ったケースと、使わなかったケースとに分けて生存率を比べたところ、前者のほうが、生存率がはっきり低下しているのです（Cancer 2007; 110: 572）。

そこから推察しても、手術しない（できない）ケースに抗がん剤を用いた場合、寿命が縮まることが確実と思われます。

つまり、無症状である限り何も治療を受けないことが、余命期間を最長にする最善策でしょう。

【ケース3】PSA値「六」で前立腺がんを疑う必要はあるか？
↓まったく無視して大丈夫

質問――六〇歳の男性です。健診で血中PSA値が「六」と正常値より高く、「前立腺に針を刺す組織検査をしよう」と言われました。必要ありますか？

PSA（前立腺特異抗原）は前立腺がんの腫瘍マーカーとされています。採血だけで分かるので、「がん検診」として普及しており、健診や人間ドックでPSA高値を指摘され、悩んだ読者も少なくないでしょう。

PSAの基準値（いわゆる正常値）は「四」とされています。しかし、この値を超えてもがんでない人が大半で、組織検査をした場合に前立腺がんを発見される割合は、四人に一人程度です。ＰＳＡは正常の前立腺細胞でもつくられ、がんがなくても高値になるからです。ＰＳＡは血中に流入しやすく、自転車のサドルで前立腺が刺激されただけでも高値になります。

逆に、ＰＳＡが二～四程度と低くても、組織検査をすれば、十数％にも前立腺がんが見つかります。つまり高値でも、低値でも、予想がはずれることが多く、がん検診の手段として疑問があります。

最大の問題は、ＰＳＡで前立腺がんを発見・治療しても、がん死を防げないし、寿命も延びないことです。

それは欧米の複数の比較試験により裏付けられています。何万人という健康な男性を二群に分け、一方はＰＳＡを定期的に測り、他方は症状が出るまで検査しない、という比較試験がいくつも行われましたが、いずれも死亡率は変わりませんでした。

ＰＳＡ検査を受けた群は、前立腺がんが多数発見され、治療を受けたのに、死亡率は無検査群と差がなかったのです。

こうした試験結果を受け、米政府の予防医学作業部会は二〇一一年、「年齢」「人種」「家族歴」にかかわらず、ＰＳＡ検査が死亡率を下げるとの証拠は見いだせなかったとして、すべての男性に「検査は勧められない」との勧告案をまとめました。

最近では、もっと直接的な比較試験結果が報告されています。ＰＳＡ検査で発見された前立腺がん患者を、①前立腺全摘術を行った群、②進行が見られるまで無治療とした群――に分けた比較試験です。

結果は、前立腺がんによる死亡率も、脳卒中や心筋梗塞などを含む全死亡率も、①②に違いは見られませんでした。(N Engl J Med 2012; 367: 203)

しかし米国でも、日本でも、泌尿器科医を中心とする「ＰＳＡ検診業界」はこういったデータや勧告を無視し、検診宣伝などの営業努力を続けています。その結果、いまだに大勢が前立腺がんと診断され、無意味かつ有害な治療を受けさせられているのです。

ＰＳＡ検診を受けたことがない方は、一生受けないようにしましょう。人間ドックなどを受ける場合は、ＰＳＡを検査項目から除外してもらうべきです。「ＰＳＡが基準値内だったから、次も大丈夫」と考えている人も加齢とともに値が上がります。何かの理由で一時的に値が上昇、ギクリとさせられるかもしれません。受診しないことです。

厄介なのは、相談者のように、「ＰＳＡ値が高い」と言われた場合です。いろいろなことが心に浮かび、葛藤が大きいはずです。

そこで、ＰＳＡ値が高い原因が前立腺がんのせいだったとしましょう。ＰＳＡが六程度の場合、仮に前立腺がんが発見されても、その九九％は放置しても死ぬ恐れがない「がんもどき」です。残りの一％は、すでに臓器転移があって治療しても治らない「本物のがん」です。これは医学的事実であり、どちらも、治療を受ける意味はなく、有害なだけです。

このことに得心できれば、ＰＳＡが高いと言われても踏みとどまって、組織検査は受けず、今後はＰＳＡを測らないと決心できるでしょう。

【ケース4】マンモグラフィ検診で見つかったシコリのない乳がんは？
→「がんもどき」だから診断自体を忘れなさい

質問――四〇歳の女性です。マンモグラフィ（乳房エックス線撮影）検診で石灰化が見つかったので、組織検査をしようと言われました。乳房にシコリはありません。どうしたらよいでしょうか？

手で触ってもシコリ（腫瘤）が存在せず、マンモグラフィでしか発見できないものは、組織検査で「がん」だとしても、性質は「がんもどき」です。

シコリとして検知できないのは硬くないからです。がんが臓器不全を引き起こすには、一定程度の硬さが必要です。正常組織に比べて硬いからこそ、重要臓器の主要部分を圧迫でき、機能不全に陥らせることができるのです。しかし、シコリをつくらない、あるいはつくれない、〝マンモグラフィ発見がん〟にはその硬さがなく、「がんもどき」といえます。

マンモグラフィ検診が行われているのは、欧米でいくつも実施されたランダム化比較試験＝くじ引き試験で、非検診群に比べて検診群の乳がん死亡数が減少したというのが根拠です。ところが、こうしたくじ引き試験結果を調べ直すと、死亡数は減少していないことが判明しました（Lancet 2000; 355: 129）。

それなのに日本でも欧米でも、マンモグラフィ検診は廃れない。ことに日本では、「意味がない」という前記発表があった後に、官民挙げてマンモグラフィ検診の導入・普及に血道を上げているのです。その理由が、厚生労働省、機器メーカー、検診事業者、医療機関等からなる検診ワールドの利益拡大にあることは明らかです。その結果、受診した女性たちは、とてつもない不利益を被っています。

例えばマンモグラフィは、真性がんではない人まで「疑わしい」とされてしまう、いわゆる「偽陽性」結果がとても多い。疑わしいとされると、太い針を患部に刺して組織を採取することになり、無罪放免になっても、計り知れない精神的ダメージを被ります。

ただ人間心理の不思議なところは、偽陽性と判明した場合に、「なんだ、この不確かな検査は。けしからん」とマンモグラフィから離れるのではなく、翌年以降、かえって熱心に検診を受け続けることになります。がんへの恐怖が増幅するためかもしれません。その結果、二度目、三度目の偽陽性にぶち当たるのです。

仮に乳がんが発見された場合には、不利益はさらに大きくなります。乳房が全摘される可能性が高いからです。

実は乳房の「がんもどき」は、臓器転移はないものの、乳管の中を這うように広がっていることが多いのです。

その場合、命に別条はなく、放っておけばいいのですが、組織検査では「がん」とされてしまう。そのため外科医は、乳房全摘術をしたがります。

これに対し、シコリで発見される乳がんは、臓器転移している可能性がありますが、乳房内では比較的限局しているので、乳房温存療法で済むことが多い。〝マンモグラフィ発見がん〟は、タチが良いのに乳房を全摘される。まったく皮肉な話です。

では、相談者は具体的にどうしたらいいのでしょうか。

私はセカンドオピニオンで訪れた人に「〝マンモグラフィ発見がん〟はがんもどきだから、がんと診断されたこと自体を忘れて、日常生活に戻りなさい」「二度とマンモグラフィは受けないこと」「万一シコリに触れるようになったら、病院へ行って調べなさい」とアドバイスしています。相談者は、まだ組織検査をしていないのですから、そこでやめればいいでしょう。

【ケース5】定年後の人間ドックで肺に影が見つかったが、詳しく調べた方がいい？
↓CTがん検査は死亡数を増やすので近寄らないのが賢明

質問――定年退職した六三歳の男性です。人生再出発に際し健康状態を確かめようと人間ドックを受けたら、CTで肺に一・五センチの影があると言われました。気管支鏡による生検を勧められましたが、どうでしょうか？

かつて肺がん検診には、胸部レントゲン撮影が使われました。一枚のフィルムに肺全体を写す検査で、陰影が写れば精密検査が行われ、肺がんなら手術か放射線治療になります。読者は、がんが早期に見つかれば当然利益がある、手遅れになる前に発見・治療して救命できる患者が増える、と考えておられるでしょう。

しかし、専門家たちは救命可能性は不明と考え、比較試験を行いました。何千人という健康人を二つのグループに分け、片方には定期的にレントゲン撮影を行い（検診群）、他方は何か症状が出るまで検査をしない（放置群）、という試験です。

米国での比較試験では、発見された肺がんの数は、二〇六人対一六〇人と、確かに検診群が多かった。ところが肺がん死亡数も、一二二人対一一五人と、これも検診群の方が多かったのです（J Occup Med 1986; 28: 746）。

検診群で肺がん発見数が増えたのは、放っておいても差し支えない「がんもどき」を余計に見つけたためでしょう。他方、検診をしても肺がん死亡数が減らず、むしろ増えたのは、「本物のがん」は早期に発見しても（臓器転移が既に存在するため）救命できないこと、および、手術の後遺症で死亡する人が増えたことが原因でしょう。

チェコでも同じような比較試験が行われ、検診をすると肺がん発見数が増えたのですが、肺がん死亡数は、六四人対四七人と、やはり検診群の方が多かった。この試験では、がん、脳卒中、心筋梗塞等のすべての死因による「総死亡数」が示されていますが、それも検診群で増加しています（三四一人対二九三人。Int J Cancer 1990; 45: 26）。

総死亡数が増えた理由は不明ですが、医療においては、受ける医療行為の数が増えるほど死亡率が高くなるという一般則があるので、その一例なのでしょう。

肺がん検診をあきらめきれない人たち（つまり専門家たち）はCT検診を始めました。これも、欧米で比較試験を実施中で、結果がいくつか報告されています。

一番大規模なのは、米国で行われた試験で、CT検診をすると肺がん死亡率が少し下がったと報じられました（N Engl J Med 2011; 365: 395）。ただ、比較対象となったグループが、放置されたのではなく、胸部レントゲン撮影を定期的に施行されているのが問題です。なぜなら前述したように、胸部レントゲン撮影施行群は、放置群に比べて肺がん死亡数や総死亡数が増えているので、それと比較したのでは、説得的な結論が導けないからです。

またこの試験は、CT検診を生業とする商業的施設が実施しており、信頼性に難がありま す。

他方、欧州でもＣＴ検診に関する比較試験が幾つか行われており、イタリアから二試験、デンマークから一試験の報告があります。これらの試験は、比較対象となるグループが放置群になっており、研究的施設で実施されているので、信頼性が高いといえます（Am J Respir Crit Care Med 2009; 180: 445, Eur J Cancer Prev 2012; 21: 308, Thorax 2012; 67: 296)。

それら三試験での死亡数を足し算すると、肺がん死亡数は四七人対三八人、総死亡数も一三八人対一〇七人と、ＣＴ検診群の方が多い結果でした。

結局、ＣＴ検診は、肺がん死亡を減らさないというより増やすようで、総死亡も増えるようです。

したがって質問者の場合、気管支鏡等の精密検査に進まないのが一番です。が、異常を指摘されているので、そう決心するのは困難かもしれません。そんな厄介な事態に陥らないように、一般読者はＣＴ検診に近づかないようにしましょう。

【ケース6】甲状腺がん、放置したらどうなる？
↓相談者のタイプなら死ぬことはない

質問――地方のがん拠点病院で甲状腺乳頭がんと診断されました。主治医は甲状腺並びに頸部リンパ節の切除を勧めます。私は手術はごめんですが、家族は「切除しろ」とうるさく言います。放っておいたらどうなりますか？

甲状腺がんは、比較的まれな疾患でした。のどぼとけの下あたりに硬いシコリ（腫瘤）ができることで発見され、「未分化がん」など、四つのタイプに分かれます。「乳頭がん」がもっとも多く約九割。

乳頭がんは、肺や骨など他臓器への転移が少なく、転移が発見されても長く生きられることが多い、生命予後が極めて良好ながんです。実際、ある統計では、一五年間のがん死率はわずか二％。

他方、別の原因で亡くなった人たちを解剖すると、その三割に微小な乳頭がんが発見されます。このことから、微小がんの九九・九％は有症状がんになり得ない性質のものだといわれてきました。

近年、超音波（エコー）検査機器の精度が向上し、健診や人間ドックなどで、微小乳頭がんが多数発見されています。

シコリがなくても、超音波検査で発見した微小な病変に針を刺して細胞診をすると、乳頭がんと診断されるのです。

超音波検査による微小乳頭がんの発見率は非常に高く、一〇〇人検査すると最大四人もの方が微小乳頭がんと診断されます。今回のケースも、頻度から見て、おそらく超音波検査で発見されたものでしょう。

微小乳頭がんといえども発見されると、甲状腺の部分ないし全部摘出術に加え、頸部リンパ節の郭清《かくせい》術まで行われ、少なからぬ後遺症があります。

しかし、前述したようにこうした「微小乳頭がん」は本来、有症状がんにはなり得ぬものが圧倒的多数であるはずです。

それらに手術を加えるのはさすがに行きすぎではないか、と考える外科医も出てきています。日本の少数施設で、微小乳頭がんを手術しないで放置して経過を観察することが行われ始めたのです。

たとえば、がん研有明病院頭頸科では、一九九五年から二〇〇八年の間に、一センチ以下の微小乳頭がんで、甲状腺周囲組織への浸潤やリンパ節転移が明らかでない二四四人の患者に放置・経過観察を提案しました（World J Surg 2010; 34: 1222）。

うち二三〇人（九四％）が放置・観察することに同意し、一四人は手術を受けました。ひとりで複数の病巣（微小がん）を持っている患者が多々いるので、放置・観察した微小乳頭がんの総病巣数は三〇〇個です。

結果、一〜一七年（平均五年）の経過観察期間中に病巣サイズが増大したのは、三〇〇病巣中二二個（七％）。不変は二六九病巣（九〇％）で、縮小は九病巣（三％）。

三人はリンパ節転移がありましたが、周囲組織へ浸潤した病巣や、他臓器への転移が見つかった患者はゼロでした。

病巣が増大した患者と、リンパ節転移が見つかった患者には手術が勧められ、病巣に変化がなくても患者自身が手術を希望する場合もありました。結局、二三〇人中一六人（七％）が、放置・観察の後に手術を受けています。がんで死亡した患者はいません。

神戸市にある隈《くま》病院も似た試みをしています。一センチ以下の微小乳頭がん患者では、一三八五人中、三四〇人（二五％）が放置・観察を選んだといいます。がん研での放置選択率（九四％）と大きく異なるのは、外科医の説明内容や説明態度が違うのでしょう。

隈病院での放置・観察結果もがん研と似ています。病巣が増大した患者は九％で、他臓器転移の出現はなく、がんで死亡した患者はいませんでした。他方、七人（二％）にリンパ節転移があります（World J Surg 2010; 34: 28）。

隈病院からの別の論文では、頸部リンパ節郭清をした微小乳頭がんでは、五〇％にもリンパ節転移が認められています。

しかし、臨床上、リンパ節転移として認識できるようになるのは二％。リンパ節転移があっても「がんもどき」であることを意味しています。

このように超音波検査で発見された微小乳頭がんは「がんもどき」と考えられます。

【ケース7】骨転移を伴う前立腺がん、ホルモン療法が効いているのに手術は必要か？
↓抗がん剤を含め、前立腺を治療する必要なし

質問――骨転移を伴う前立腺がんに悩む六〇歳男性です。男性ホルモン抑制注射で、前立

腺がんの腫瘍マーカーであるＰＳＡ値が七〇〇から二〇に低下。がん専門病院の部長先生に、「ホルモン療法がよく効いている。前立腺を切除しましょう」と言われました。どうでしょう？

前立腺がんに限らず、胃がん、肺がんなどの固形がん（塊を作るがん）で、他臓器転移が明らかな場合と、そうでない場合とでは対処法が異なります。前者であれば、初発病巣の治療が必要とは言えません。説明しましょう。

実は質問者のように骨転移がある前立腺がんの場合、患者が亡くなる直接原因の多くは抗がん剤の毒性なのです。

ホルモン療法は最初は良くても、いずれ、がん抑制効果がなくなってきます。そこで医者も患者も何か別のことをしたくなり、抗がん剤に手を出し、その毒性で命を縮めてしまうわけです。

質問者は、ＰＳＡ値が大幅に下がっており、がん細胞もそれに比例して減っていると考えられます。当面、骨転移や初発巣を狙った放射線治療も不要です。しかし何年かのうちには、ほぼ例外なく、がんが再増殖してくるでしょう。

その時は別のホルモン療法に乗り換えるようにします。使用可能なホルモン療法をやり尽くした場合でも、その毒性を考えれば、抗がん剤治療はしない方がずっと長生きできるはずです。骨転移の痛みに対しては、鎮痛剤や放射線照射で対処するようにします。

むろん、抗がん剤を使わなければ、毒性では死ななくても、いつか、がん自体の影響で亡くなることになるでしょう。

その直接原因は臓器転移です。骨転移が進めば骨髄で白血球や赤血球が造れなくなり、感染症などで亡くなります。また、肺などへの転移が出てくる可能性もあります。

同時に前立腺の初発病巣も増大してくるはずです。しかし、それで命を奪われることはありません。仮に、初発病巣が尿路をふさいで排尿困難になり、それが高じて腎不全になっても、血液透析をするなど、対処法はいろいろあります。

ゆえに初発病巣は、焦って治療する必要がないのです。

とはいえ、初発病巣をどうしても治療したい場合はどうすればいいのでしょう？　選択肢のひとつに、放射線治療があります。初発病巣がいくら増大しても、放射線をかければ病巣は縮小しますし、根絶できるケースもあります。欲張って過大な線量を照射しさえしなければ、後遺症が生じない治療法です。

では、手術するとどうなるのでしょう。前立腺は骨盤の奥底の、神経が集中した、手術が難しい場所にあります。そのため術後に合併症や後遺症が出て苦しむ可能性が高く、手術死さえあり得ます。

つまり、前立腺初発巣を原因として死亡するのは、手術した場合だけと言えるのです。以上のように、骨転移がある前立腺がんは、前立腺を治療する必要性自体が存在しないのです。

それなのに患者の無知につけ込み、手術を勧めている。これが、がん専門病院での話ですから、日本のがん治療には愛想が尽きます。

ちなみに、この質問者が高価なホルモン注射の代わりに睾丸摘出（除睾術）を希望したところ、「ホルモン注射は効いているのだから、続けなさい」と言われたそうです。部長はむきになって除睾術を否定したといいますから、製薬会社との強いつながりが透けて見えるというものです。

【ケース8】一期の「子宮体がん」ですが手術せずに様子を見るのはダメですか？
↓放っておいても手遅れになることはない

質問——六一歳の女性です。不正出血が続き、大病院の婦人科で「子宮体がん」（子宮内膜がん）一期と診断されました。手術で子宮、卵巣のほかリンパ節まで切除すると言われましたが、後遺症が心配です。手術しないで様子を見てはダメでしょうか？

結論を言うと、治療せず様子を見ることは合理的な選択肢のひとつです。説明しましょう。

子宮体がん一期は、子宮内膜に発生したがん初発病巣が、子宮体部にとどまっている状態です。組織の顕微鏡検査で「がん」と診断されたはずですが、他臓器への転移率は低く、九割以上が転移のない「がんもどき」です。

治療法としては、手術と放射線治療が候補になりますが、放射線治療が向いている子宮頸がんと違い、子宮体がんの放射線治療は若干難しい。それで、治療を受けるなら手術ということになるでしょう。

手術の基本は子宮全摘術です。子宮だけ摘出するのは簡単と思われているようですが、開腹手術一般につきものの術後感染症や、後年（腹膜が癒着しての）腸閉塞が発症する危険性は厳として存在します。

また実際には、子宮のみならず、両側の卵巣まで摘出されてしまうことがほとんどです。それで若くても閉経してしまい、更年期障害が出て苦しんだり、骨の老化が早く進んだりします。

最大の問題は、リンパ節まで切除されてしまうことです。骨盤壁に沿って存在するリンパ節をごっそり切除する「骨盤リンパ節郭清」まで行う子宮摘出術を「広汎子宮全摘術」と呼びます。この手術では、リンパ管がぶちぶち切断されるため、リンパがたまって足がむくみ、細菌感染を繰り返すようにもなります。

またリンパ節やリンパ管と並走する神経を傷つけるため、尿意を感じなくなる等の排尿障害が生じる。重篤なケースでは、排尿のたび、一生、尿道に管を挿し入れる必要も生じます。

そんなに後遺症の大きな骨盤リンパ節郭清ですが、不要なことが分かってきました。英国とイタリアで別々に比較試験が行われたからです。

どちらの試験も、子宮全摘術（＋卵巣摘出術）だけのグループと、それに骨盤リンパ節郭清を足したグループ（つまり広汎子宮全摘術）とを比べています。結果、骨盤リンパ節郭清を加えても、生存率は伸びないことが分かったのです（Lancet 2009; 373: 125, J Natl Cancer Inst 2008; 100: 1707）。

このような試験結果があるのに、日本ではまだ、広汎子宮全摘術を施行する医者が多く、がん専門病院でも大学病院でも盛んに行われています。

もちろん、リンパ節郭清をやめた婦人科医もいますが、患者には（そして私にも）どの婦人科医がやめたか分かりません。

視点を変えると子宮体がんも、臓器転移がある「本物のがん」と、臓器転移がない「がんもどき」に分かれます。「本物」であれば手術を受けても治らず、後遺症で苦しむだけです。「もどき」であれば、放っておいても手遅れになることはない。それゆえ、手術が必要とは言えないのです。子宮体がんをしばらく放置することは、十分合理的です。

私は、子宮体がんを放置する患者を一〇人近く診てきました。経過は、がんが増大するケース、大きさが変わらないケース、縮小あるいは消失するケースと、三つに分かれます。が、各患者がどれに属するかは、半年、一年と放置してみなければ分かりません。

放置されるのであれば、がんが増大したり、出血がひどくなったときに、手術を再検討すればよいでしょう。その場合、リンパ節郭清をしない婦人科医を探すことが肝心です。

3　放射線治療

【ケース9】同じ側に再発した肺がんはどうすべきか？
→治療は手術よりも放射線を優先すべし

質問――六一歳の女性です。一年前に右肺上葉のがんを手術しましたが、最近のCT検査で、右肺の下葉に一センチ大の再発が見つかりました。これは「局所再発」ですか。再手術を勧められていますが、どうでしょうか？

広い意味での再発は「局所再発」と「遠隔転移」を含みます。乳がんだと、乳房内に生じるのが「局所再発」で、肺や肝臓に転移したものは「遠隔転移」と呼ばれます。

同じ側の肺に再発した肺がんだから、「局所再発」ではないか。もしそうなら、他臓器に転移して命を奪う〝本物のがん〟でなく、同じ臓器内にとどまる〝がんもどき〟ではないか――というのが相談者の趣旨でしょう。

これは患者・家族にしばしば見られる誤解です。「遠隔転移」は、遠くの部位への転移移という意味ではありません。がん細胞が全身を巡る血液やリンパ液などに乗って生じた転移という意味です。肺がんが同じ側の肺に再発するのも、がん細胞が血液やリンパ液などに乗ってのことと考えられるため、「遠隔転移」とされます。

つまり、相談者のケースは〝本物のがん〟と考えるのが自然です。

今のところ、相談者に見つかっている転移は一つだけのようですが、すでにがん細胞が全身に散らばっていると考えられます。時間が経てば検査でわかるまでに大きくなり、やがて両肺のあちこちに転移が発見され、肝臓、脳、骨などにも転移が出現するでしょう。

五センチ、一〇センチという大きさになってから発見された肺転移は別ですが、相談者のような肺がんは九九％以上、次々転移が出てきます。手術はやめておきましょう。

三センチ以下の肺転移を治療するのなら、放射線治療がよいでしょう。腫瘍だけに高線量をかけられる「定位照射」「ピンポイント照射」などと呼ばれる方法で治療します。装置の関係で、まだ実施できない病院も少なくないので、病院を選ぶ必要があります。ただし健康保険がきくので、高額な自費請求をする病院はいかがわしく、避けるべきです（効果は同じなのに、支払額が一〇倍以上違う）。

重粒子線や陽子線を用いた放射線治療は、マスコミではもてはやされていますが、格別の意義を見いだし難く、数百万円を払う価値はありません。従来からあるリニアックという治療装置を用いた定位照射で十分です。

ただ放射線治療は、転移が存在する部位によっては、合併症発症の危険性が高くなるため、担当医に断られる可能性もあります。

その場合は改めて手術を検討しましょう。後遺症の観点から、胸を大きく開ける「開胸手術」ではなく、傷口が小さくてすむ「胸腔鏡下手術」を行う病院を選びましょう。

CT検査をしながら、病巣に針を刺して、ラジオ波という電磁波を流して患部を焼く「ラジオ波焼灼療法」も登場しています。まだ先進医療の段階で実施する病院が少ないのですが、今後普及していく可能性があります。

ただ、空気が肺外にもれる「気胸」などの合併症が若干多いようで、最終的に腫瘍をコントロールできる率がどれくらいになるのかも不明です。推薦するには時期尚早のような気がします。

なお肺転移があると、抗がん剤を勧められることが一般的ですが、毒性で命を縮めることが確実ですから、断るべきです。

【ケース10】三期の喉頭がん、抗がん剤や放射線より手術の方が確実では?

↓まず化学放射線療法を

質問——五三歳の男性です。かすれ声が気になって病院へ行ったら、喉頭がん(声門がん)の三期と診断されました。耳鼻科医は放射線と抗がん剤で治療できると言いますが、手術の方が確実ではないでしょうか。また、放射線はともかく、抗がん剤はやりたくないのですが。

喉頭がんは声門(声帯)にできるものが大部分を占め、進行度は一~四期に分かれます。三、四期は進行がんに分類されますが、肺がん、乳がんなどとは異なり、四期でも臓器転移がないケースが多々あります。

かつて、声門がんの治療法は手術(喉頭全摘術)でした。全摘術では、肺への空気の出入り口を確保するため、喉の正中下部に一円玉大の穴を開け、そこに気管断端をつなぎます(永久気管孔)。

気管孔から水が一滴でも入ると、むせて苦しいので、入浴は慎重にしなければなりません し、気管孔を他人に見られないよう、着るものにも気を使います。

また、声が出なくなるので、食道に空気をため、それを吐いて声を出す（高度な技術がいる）か、亡くなられた三笠宮寛仁親王のように、喉に器具を当てて発声を図ることになります。

このように負担の多い喉頭全摘術ですが、放射線治療と（患者）生存成績は変わりません。一、二期では、放射線治療で八〜九割が再発をしないで済みます。

三、四期に関しては、米国で比較試験が行われました。結果、がん再発率も患者生存成績も、喉頭全摘グループと放射線グループとで違いはありませんでした（N Engl J Med 1991; 324: 1685）。

以上のように一期から四期まで、放射線治療で十分かつベターなのですが、一定程度の患者には、喉頭付近に再発が見られます。その時には、喉頭全摘術をするのが標準的です。これならば、最初から全員に全摘術を施行するのと患者生存成績が等しくなるわけです。

質問者のケースで担当医が勧めるのは、放射線単独治療ではなく、放射線と抗がん剤との併用療法（化学放射線療法）です。それについても、米国で比較試験が行われました。放射線単独治療グループと比べると、抗がん剤と放射線を（同時に）併用したグループでは、喉頭付近への再発が減っています。

この試験でも、再発した患者の多くは喉頭全摘術を受けたので、最終的に喉頭が温存できた患者は、化学放射線療法グループの方が多かった。ただし、患者生存成績には変わりがありませんでした（N Engl J Med 2003; 349: 2091）。

喉頭付近の再発が減っても、患者の生存成績に変わりがない理由のひとつは、がんは臓器転移がある「本物のがん」と、転移がない「がんもどき」に分かれるからです。前者の転移は、手術や放射線では治すことができません。抗がん剤も、臓器転移をたたく力はなく、放射線の効果を高めることが目的です。

要するに質問者は、化学放射線療法を受けるのが妥当だと思います。ただ日本には、喉頭全摘術をしたがる耳鼻科医もまだいます。その場合、化学放射線療法を始めておいて、途中で、「効いていないから手術しよう」と切り出すのが常套手段です。

無意味に全摘されないためには、ともかく手術を拒否して、放射線治療の全量（最低五〇グレイ）をやり終え、効果判定は半年以上たってから行うのがポイントです。がん専門病院や大学病院の耳鼻科医ほど全摘術に持ち込みたがるので、患者・家族は注意しましょう。

4 手術

【ケース11】医師から「膀胱がんの全摘手術」を迫られたが、どうすればいい？
↓まずは放射線治療、手術はそれから

質問――五八歳の男性です。先日、膀胱がんと診断され、「膀胱全摘が必要」と告げられました。仕事を考え躊躇していますが、医師は「グズグズしてこの先、症状が悪化しても責任はとれないし、診てあげられないかもしれない」とも言います。どうしたらよいでしょうか？

膀胱がんは、がんが膀胱壁のどの深さまで浸潤しているかにより大きく二つに分かれます。

がんが膀胱粘膜付近にとどまる「筋層非浸潤膀胱がん」（以下非浸潤膀胱がん）と、筋層に侵入している「筋層浸潤膀胱がん」（以下浸潤膀胱がん）です。

前者は、膀胱を残す治療法が日本では一般的ですから、いきなり膀胱全摘を勧められた

今回のケースは浸潤膀胱がんだと思われます。

しかし、全摘手術は、患者の生活の質（QOL）を著しく落とします。尿をためて外に出す機能が失われるため、新たに尿路を変える手術が必要だからです。その結果、集尿袋を腹壁に永久に貼り付けておく生活を強いられます。

集尿袋の生活になったら、外出がためらわれますし、しばしば集尿袋を貼り付けた皮膚がかぶれます。男性は、勃起機能、射精機能も失われます。

集尿袋の代わりに新たな膀胱をつくる方法もありますが、問題が解決するわけではありません。

腸の一部を切り取り膀胱の代わりとし、尿道をつなぐのですが、排尿のたびに強くいきんだり、お腹を押す必要が生じ、尿道にカテーテルを入れないと排尿できないケースも出てきます。

夜間にオムツをするケースは半数近くなり、結果、患者の満足度は、集尿袋をつけた人たちと大きな違いがなくなってしまいます。

私は、いまの日本の浸潤膀胱がんの患者たちは必要以上の苦難を強いられていると思います。浸潤膀胱がんでも必ずしも全摘は必要なく、自然の膀胱を残せるからです。

その方法とは、体外から患部に放射線をかける、放射線治療です。通院での治療が可能で、一回二グレイという放射線量を週五回、総線量が五〇～六〇グレイになるまで照射します。陽子線や重粒子線など特別の治療装置は必要ありません。多くの病院で使われている直線加速器＝リニアックという装置で十分です。

浸潤膀胱がんの放射線治療は、欧米では一般的な治療法です。治療成績も膀胱全摘と同等です。排尿機能に関し自然の膀胱に勝るものはありません。浸潤膀胱がんは、まず放射線で治療すべきなのです。万一腫瘍が残ったら、そのとき手術を検討すればよいのです。

そもそも、がんは他の臓器に転移した「本物のがん」と、転移が認められない「がんもどき」の二つに分かれます。前者であれば、どういう治療をしても治りません。後者であれば、がんを放置しても、症状に合った適切な対症療法を行えばよいのです。だったら膀胱を残すのが得策です。

ただ日本では、浸潤膀胱がんの治療を手がける泌尿器科医が放射線治療のことをよく知りません。膀胱全摘しか行ったことのない泌尿器科医が圧倒的です。それで放射線治療を始められないという悪循環に陥っています。

この悪循環を断つには患者さんやその家族の自主的な行動しかありません。まず目の前の泌尿器科医に「責任は自分が持つから、放射線治療をしてください」と頼み込みましょう。ダメなら別の医師を訪ねることです。

その場合、注意深く行動する必要があります。同じ病院の放射線治療科を訪ねても、同僚である泌尿器科医に遠慮することになりかねません。インターネットで検索して、放射線治療をしている別の病院を探すのがいいでしょう。

ただし、放射線治療をしてくれる病院でも放射線治療の対象範囲を限定しているケースが多い。浸潤膀胱がんはそのすべてを放射線治療の対象としてよいので、「できない」と言われたら「責任は自分で持つ」と頼むことです。

【ケース12】子宮頸がんに「広汎子宮全摘手術」は必要か？
→必要なし、放射線治療で十分

質問――四〇歳の女性です。出血があり、大学病院の婦人科で「子宮頸がん1b期」と診断されました。担当医は「広汎子宮全摘術」を勧めます。受けてもよいものでしょうか？

結論を言えば受けてはいけない手術で、お勧めは「放射線治療」です。説明しましょう。

質問者の「子宮頸がん1b期」とは子宮頸部にとどまるものの、少し深く入っていると判断されたがんのことです。治療すると九〇%が治ります。

問題はその治療法です。日本では、「子宮」「卵巣・卵管」「膣の上部」のほかに、骨盤内のリンパ節をごっそり切除（郭清）する「広汎子宮全摘術」が標準治療とされています。

ところが、欧米では外来通院でも実施可能な「放射線治療」が標準治療です。理由は「広汎子宮全摘術」と「放射線治療」を比べたランダム化比較試験（くじ引き試験）の結果、生存率は同じで、後遺症は手術のほうが大きかったからです。

しかも「広汎子宮全摘術」は多くの場合、その後に「放射線治療」が必要になります。手術後の組織検査で微小がんが残っている可能性が指摘されるからです。それならば最初から「放射線治療」でいいのです。

では「広汎子宮全摘術」自体にどんな特有の後遺症があるのでしょうか。

代表的なのは両足のむくみ（リンパ浮腫）と「排尿・排便の機能障害」です。いずれもリンパ節郭清により、避けられない後遺症です。

ひどいと象の足のようになったり、排尿のたびにカテーテル（細い管）を尿道に挿し込む必要に迫られます。

セックスがしづらくなることも覚悟しなければなりません。子宮を切除する際、膣上部を切除するため、膣の奥行きが短くなるからです。

むろん、「放射線治療」にも後遺症はあります。例えば小腸の腸管障害です。腸閉塞が起きることもありますが、その頻度は、「広汎子宮全摘術」よりずっと少ない。

また、卵巣にも放射線がかかるので、卵巣機能が廃絶し、若い女性が閉経して、更年期症状が生じるケースがあります。しかし、どうしても卵巣機能を残したければ、卵巣を骨盤の外（腹部内）に移植する手術を受け、その後に骨盤に放射線を照射する方法がありま す。

また、放射線で膣壁同士がくっついて膣が狭くなることがありますが、これも膣ダイレーター（拡張器）を定期的に挿入すれば予防できます。

つまり、「放射線治療」だけなら「広汎子宮全摘術」よりも後遺症の程度・頻度が軽く、解決策もあるというわけです。

では、なぜ日本では「広汎子宮全摘術」が標準治療となっているのでしょうか？

それは婦人科医たちの「縄張り意識」が原因です。子宮頸がんの標準治療を欧米式に改めれば婦人科医の手術件数が減り、仕事が減るのを恐れているのです。

逆にいえばポスト、収入、学術的業績等を優先するあまり、患者たちに長年にわたり犠牲を強いてきたといえます。日本には患者たちを踏み台にしてのし上がった婦人科教授やがん専門病院の部長たちが大勢いるのです。

なお、私が「放射線治療」のほうが好ましいというのは、絶対に安全という意味ではありません。あくまでも平均的・一般的に手術よりはQOL（生活の質）が高いという意味です。

【ケース13】大腸がん手術後に二つの肝転移が見つかったが、手術しない方がいい？
↓手術で助かるのは一〇％

質問――六三歳の男性です。一年前に大腸がんの手術をしましたが、術後のCT検査で肝臓に一・五センチと一センチの二つ影が見つかり、転移だと言われました。手術を勧められていますが、しない方がいいのでしょうか？

すぐには手術を受けずにしばらく様子を見るべきです。説明しましょう。

胃がん、肺がんなど、どの臓器がんも、手術前には何ともなかった肝臓に（術後）異常陰影が出現した場合は、ほぼ確実に肝転移です。肝臓全体に多数の転移巣が見られるケースと、相談者のように少数転移の二パターンがあります。

いずれの場合も、手術は一般に有害無益です。最初は小さな腫瘍が一つに見えても、次々と新たな病巣が生じるからです。しかも、肝転移があれば、肺、骨、脳など他臓器にも転移があるのががんの通則です。こちらも仮に諸検査で転移が認められなくても、いずれ出現してきます。

ただ一〇〇に一つ、一〇〇〇に一つといった例外的ケースはなくはない。それが相談者のような大腸がんの肝転移のケースなのです。肺や骨など肝臓以外の臓器に転移していないケースがよくあるのです。そして肝転移の個数も、比較的少数に限られているケースが多い。それで肝転移病巣を全て切除すると、その後二度と転移が出てこない、つまり治った状態になる人が少なからずいます。私は「他臓器に転移したがんは本物のがんで、治らない」と主張していますが、大腸がんの肝転移はその例外です。

なお、なぜ大腸がんで転移個数が限られるケースが多いのか、理由は不明です。

問題はその頻度です。「例外的ケースが多い」と表現しましたが、あくまでもがんにしては多い、という意味です。

具体的には、肝転移が少数個に見えても、おなかを開けると小さな転移が多数見つかり手術不能とされる患者が多く、実際に転移切除が行われるのは約三割。そして術後、多くの患者に再度肝転移が生じてくるので、無再発を保つのは約三割。結局、手術したうちの一割程度しか治らないわけで、残りの九割にとって、手術は有害無益だったことになります。

では、無駄な手術を避けるにはどうすればいいのでしょう?

最善策は、様子を見ることです。相談者の最大病巣は一・五センチですが、これが三センチから五センチ程度になるまで様子を見れば、他に微小病巣が潜んでいた場合、それらも増大しますから、転移が多々あることが明らかになり、手術を回避できます。

様子を見る場合、最初は三ヶ月に一度程度の間隔で検査を受け、増大スピードを調べるとよいでしょう。増大スピードには個人差がありますが、三ヶ月で直径が倍になる患者はほぼいないはずで、倍になるのに数年かかる人もいます。

相談者の懸念は、病巣が大きくなってからでは手術できなくなるのでは、ということでしょう。

確かに病巣が小さい方が手術が容易なのですが、一定の技量を持つ外科医ならば、大きくても手術可能です。肝転移の様子を見る期間を外科医探しに充てておけば、無駄な手術を減らせます。

なお大腸がん肝転移には手術より体外から肝臓に針を刺してする「ラジオ波焼灼法」の方が妥当です。この場合には、病巣が三センチ以内に焼灼するのが好ましい。ただ、実施する内科医の技量の個人格差が大きいことを付言しておきます。

【ケース14】直径二センチの乳がん、乳房にメスを入れたくないが……

→手術なしにこだわると「商売医者」の餌食になることも

質問——三六歳の未婚女性です。直径二センチの乳がんが見つかり、手術と放射線による乳房温存療法を勧められました。でも、乳房にメスを入れたくありません。手術をしない治療法はありませんか?

少しでも乳房を傷つけたくないという相談者のお気持ちは、よく分かります。が、メスを入れないことにこだわると、ババを引く可能性があります。説明しましょう。

放射線（単独）治療は、いくつかのがんで手術と同等以上の成績が出ており、乳がんでも手術の代わりになるのではないかと期待され、試みられた時期があります。

通常の温存療法では、乳房部分切除後に五〇グレイ程度の放射線量をかけますが、単独治療の場合、七〇グレイ、八五グレイといった高線量をかけます。結果、乳房内再発率は通常より高くなり、美容的結果も劣りました（Cancer 1978; 42: 2045）。美容的結果が劣るのは、乳房が放射線に対して敏感だからです。放射線量が一定限度を超すと、照射部位が線維化して硬くなったり、乳房が極端に縮小したりするのです。また、皮膚線量が多いと、色素が脱出して白斑になる一方、毛細血管が浮き出て、赤白のまだら模様になることもあります。

このようなことから、乳房全体に高線量をかける温存法は、現在廃れているのですが、放射線効果の増強を狙って抗がん剤を併用し、放射線量を五〇グレイに抑えたらどうなるか。一九九〇年前後に、私自身その方法にトライしてみました。

同意された患者さんに対し、手術しないで、抗がん剤と放射線の併用療法を行ったのです。八十人近くに実施しましたが、がん病巣が残り、部分切除術を行うケースがほとんどとなり、挫折しました。

では、乳がんの腫瘤部分だけを狙って高線量をかけるピンポイント照射はどうか。実際に行っている施設がありますが、問題が多々あります。

日本人は乳房が小さく、がん腫瘤が皮膚や肋骨に近いところにある患者がほとんどです。ピンポイントで狙っても、皮膚や肋骨の線量が高くなり、皮膚変性が生じたり、肋骨が骨折したりします。また、腫瘤があった部分は、高線量がかかるので、線維化して硬くなりがちです。すると再発を疑うことになり、患者は不安とともに一生を過ごす羽目に陥ります。また乳房が日本人の平均サイズ以下だと、ピンポイントといっても、乳房の大部分が照射されてしまい、乳房全体が硬くなり縮小する危険性もあります(注)。

メスを入れない別の方法として、ラジオ波治療があります。がん腫瘤に針を刺して電磁波を流し、熱で患部を焼き尽くすのです。乳房に傷をつけないという触れ込みで、高額の自費請求をしているクリニックもあります。しかし、この方法にも問題があります。

というのも乳がんは、がん細胞が広がっている範囲が不明瞭なことがほとんどで、どの範囲を焼いたらいいかが不明に終わるからです。また、前述のように乳房が小さいケースが多いので、十分焼こうとすると皮膚まで焼けて穴が開く。それを恐れて不十分な焼灼に終わると再発し、失敗する可能性が高いからです。

ピンポイントにしてもラジオ波にしても、治療成績を論文として発表していないことも問題です。成績を公表せずに「効いた、効いた」と言うのでは、いかがわしいサプリの広告と大差ありません。

このように、何がなんでもメスを入れないで済まそうとすると、女心につけ込む商売医者の餌食になってしまうのです。

現在、乳房温存療法は、病院によって実施率や、部分切除範囲に大きな差がありますが、実施率の高い病院ほど、美容結果も高い傾向がある。「イデアフォー」のような患者団体に問い合わせるなどして、温存療法実施率の高い病院を探すのが良策でしょう。

（注）ここで念頭においているのは植松稔氏という放射線科医で、実は私のかつての弟子でした。私は拙著で彼を褒め、出版を手助けしたこともあります。しかし、『明るいがん治療』という本ができてみると、民間療法の効能本と変わらぬ印象を受けました。鹿児島でオンコロジーセンターを開いた彼は、なんでもかでもピンポイント照射を推進して被害者を増やしているという情報が患者らから次々寄せられ、数年前に（心の中で）破門しました。お金と時間を空費しないよう、

患者さんたちの注意を喚起する次第です（二一〇頁参照）。

【ケース15】健康そうに見える母が結腸がんと宣告されたが、手術は必要か？
↓無症状の大腸がんに手術は必要なし

質問——七五歳の母親が、市の老人健診を受けたら、便に血が混じっていることが判明。内視鏡検査で「横行結腸がん」と言われました。腫瘍は三センチの大きさで、狭窄があるそうです。手術を勧められましたが、症状はなく、本人は手術を嫌がっていますが……。

大腸のうち、胃袋の前あたりにあるのが横行結腸です。大腸壁を輪切りにすると、内側から「粘膜」「粘膜下層」「筋層」「腹膜」の順に並んでいます。

大腸がんは粘膜から発生し、個々のがんの性質次第で、どの層にまで侵入するかが決まり、進行度が定まります（永久に粘膜にとどまるものも多い）。

相談者の母親は、腫瘍によって大腸内腔が狭くなっている（狭窄）というので、筋層に達していることが確実で、いわゆる「進行がん」に分類されます。

筋層に達したがんの手術後の五年生存率は通常七〇％程度ですが、七五歳だと、それより低くなると考えられます。

一般の方々は、こうした進行がんを放置したら、手遅れになって、五年生存率はゼロになってしまう、と考えておられるのではないでしょうか。もしそうなら、「手術を受けるのが断然トク」ということになりますが、実際は損になります。

理由は、筋層に侵入した大腸がんにも、「本物のがん」と「がんもどき」があるからです。「本物のがん」であれば、他臓器に転移しているので、手術しても治らない。「がんもどき」なら臓器転移がないので手術しなくても死にません。

つまり、手術後の五年生存率が七〇%ということは、手術を受けなくても五年生存率は最低でも七〇%になるはずなのです。

最低でも七〇%の生存率というのは、手術後に死亡する三〇%の中には、がんの再発・転移で亡くなるケースの他、手術の合併症で亡くなる患者が含まれているからに他なりません。手術を受けなければ、合併症によって死亡する患者がおらず、そのぶん生存率が上がるはずです。

損をする第二の理由は、手術が大腸がんの進行を速めてしまうことがあるからです。

相談者の母親の大腸がんは、筋層に達していることが確実で、腹膜にまで達しているケースも少なくありません。

その場合の手術は、必然的に腹膜を切り開くことになるので、傷口にがん細胞が入り込み、爆発的に増殖します。

結果、腹膜転移が正常な腸管を巻き込んで腸閉塞を起こし、患者は苦しみ、寿命を縮めます。

第三の理由は、合併症や後遺症です。がんが腹膜に達していなくても、開腹手術は腹膜を傷つけるので、治る過程で癒着が生じ、腸閉塞の原因になります。術後感染症もよく起きますし、神経損傷で足が動かなくなることもあります。

手術経過自体は順調でも、高齢者にはさらなる問題があります。手術後、全身麻酔から覚めると、ボケてしまうケースがあるのです。

術後に、抗がん剤を勧められがちなことも問題です。抗がん剤には縮命効果だけしかないのですが、それを認めたがらない外科医たちは、高齢者にも抗がん剤治療をします。結果、大勢が寿命を縮めています。

ですから私は、無症状の大腸がんに手術を勧めないようにしています。

手術を受けずに様子を見る場合には、便通に注意します。大腸の狭窄が高じると、糞づまり（腸閉塞）になる恐れがあるので、緩下剤などで便を軟らかくします。

腸閉塞になったら、内視鏡を用いて金属製の網目状のステントという器具を入れ、狭窄部を拡張します。そこで危険を冒して手術を受けるか、ステントを入れたまま様子を見るか、もう一度考えるようにしましょう。

老人健診を受けなければ、相談者の母親は一生、大腸がんに気づかずに終わった可能性もあります。健康であることを確認するつもりで受けても、何か病気を発見されて病人に転落してしまうのが、健康診断や人間ドックの怖いところです。

【ケース16】膀胱がんに手術は必要か？
↓いいえ、世界の潮流は抗がん剤を増感剤とする放射線治療のみ

質問――四〇歳の男性です。血尿が出て調べたら、筋層に浸潤した膀胱がんでした。大学病院で「膀胱全摘術」を勧められ、断ったら、「化学放射線療法」＋「膀胱部分切除」＋「骨盤リンパ節郭清」を提案されました。この方法で生活の質（ＱＯＬ）は落ちませんか？

結論から言うと、中途半端な提案であり、「化学放射線療法」だけにすべきです。日本では、筋層浸潤がある膀胱がん患者のほぼ一〇〇％が、「膀胱全摘術」と「骨盤リンパ節郭清」を受けています。

しかし膀胱を全摘すると、集尿袋を腹壁に装着しなければならなくなるなど、ＱＯＬは必ず悪化します。

この点、欧米では、「膀胱全摘術」以外に、放射線を照射して膀胱を温存する方法が広く行われ、患者は訪れる病院によって、膀胱が残ったり、なくなったりしていました。それで、二つの治療法の優劣に決着をつけようと、患者を二群に分けてそれぞれに「放射線治療」と「膀胱全摘術」を施行する比較試験がかなり前に開始されたのですが、参加する患者が少なく、試験は頓挫しました。

そういう試験が企てられること自体、二つの治療法の生存成績にあまり違いがないと専門家たちが考えている証拠なので、被験者が集まらなかったのも当然でしょう。

英国では、患者を二群に分け、一方は「放射線治療」のみ、他方はそれに「抗がん剤」をプラスする比較試験を始めました。後者は、抗がん剤を放射線の増感剤とするもので、「化学放射線療法」と呼ばれます。

その試験結果の論文が『ニューイングランド・ジャーナル』という評価が世界一高い総合医学雑誌に掲載されました。

それによると、膀胱（局所）のがん制御率は、「化学放射線療法」群が「放射線治療」だけの群より高かった。生存率も「化学放射線療法」が良好傾向で、過去に多々報告されている「膀胱全摘術」のそれと同等でした（N Engl J Med 2012; 366: 1477）。

この医学雑誌で成績良好だと紹介された治療法は、その後、世界の標準治療になるのが通例です。

「化学放射線療法」は、膀胱を残すことができ、生存成績も「全摘術」と変わらないので、今後世界では、「全摘術」は廃れるはずです。

日本ではどうか。さまざまな〝がん手術医〟が、世界の潮流に逆らい、手術を死守しようとしており、その姿勢は変わらないでしょう。

たとえば子宮頸がん2b期は、欧米では手術不能とされ、「放射線治療」になります。しかし日本では、全患者の七割もが「広汎子宮全摘術」という大手術を施されるのです。そのうえ、手術後に〝がん細胞を残した可能性があるから〟と「放射線治療」が行われ、後遺症を増やし、患者は大変苦しんでいます。

そこまでしても、実は「化学放射線療法」だけの場合と局所制御率や生存率は同等なのです。

膀胱がんでも、日本の泌尿器科医たちは手術を死守しようとしています。しかし、「化学放射線療法」へ向かう世界の潮流を完全無視はできません。

そこで日本の泌尿器科医たちは、「化学放射線療法」を少し行い、その後に膀胱の部分切除と骨盤リンパ節の郭清を行う折衷案を考え出しました。これだと、膀胱機能は残るので、患者の同意を得やすくなります。

問題はリンパ節郭清です。骨盤内のリンパ節をごっそり切除すると、リンパ節周囲を走る神経がブチブチと切られるので、いろいろな障害が必発します。男性患者で一番問題になるのは、性機能が障害され性交渉が不能となることでしょう。

しかし、リンパ節郭清そのものが不要なのです。乳がん、肺がん等、他のがん種では、リンパ節を叩いても生存率が改善しないことが明らかになっており、郭清は後遺症を増やすだけの意味しかありません。前述の英国での比較試験でも、膀胱だけに放射線を照射し、リンパ節は無視しています。

【ケース17】リンパ節切除に転移防止効果はあるか?

↓寿命は延びずに後遺症ばかり増える

質問——大腸がん手術を経験した五八歳の男性です。近藤先生は膀胱がん治療に関連して、リンパ節切除の必要なしと述べておられましたが、がんはリンパ節へ転移してから全身に飛ぶと聞いています。とすれば、リンパ節切除には転移防止効果があるのではないでしょうか?

昔は〝がんがリンパ節に転移したら、全身諸臓器に転移する、だから予防的にリンパ節を切除しなければいけない〟というのが定説でした。

ただし、根拠となる臨床データは存在しませんでした。それでも定説になったのは、手術所見と関係があると思います。

胃がん、肺がん、乳がんなどの手術時に、がん初発巣とともに切除したリンパ節に転移があるかどうかを調べることができます。

その結果、以下の二つの事実がわかりました。

①術後に臓器転移が出現するのは、リンパ節転移があったケースに多く、リンパ節転移が

なかったケースでは少ない。
②しかも転移臓器よりも、リンパ節の方ががん初発巣に近い部位にある。
となれば、がん細胞が最初にリンパ節に飛んで、それから遠くの他臓器に飛ぶと考えるのが素直でしょう。

それで手術医たちは、がん初発巣の周囲にあるリンパ節を郭清（ごっそり切除すること）を始めました。そして麻酔法の改良で、長時間手術が可能になると、より広い範囲のリンパ節を切除（広汎リンパ節郭清）するようになった。その結果、後遺症が確実に増えたのです。

直腸がん、子宮頸がん等で骨盤内リンパ節を郭清すると、神経を傷つけるため、性機能障害や排尿障害が必ず起きます。

質問者が触れた膀胱がんでは、放射線治療で膀胱を温存しても、リンパ節を郭清すれば、性機能と排尿機能が害されます。

郭清時には、リンパ管が分断されるため、リンパの流れが滞り、骨盤内手術後には足が象のように、腕が丸太のように太くなることもあります。

しかし広汎リンパ節郭清をしても、がん治療後の生存率は伸びませんでした。それでリンパ節郭清に疑問を持つ医者たちが現れ、比較試験を始めたのです。

胃がん、肺がん、乳がん、大腸がん、皮膚の悪性黒色腫、子宮体がん等で、リンパ節を治療しない群と、予防的治療群とを比べる試験です。なかには、予防的治療として郭清ではなく放射線をかける試験もありました。

その結果、予防的に治療しても、治療しなくても、成績は変わらないことが分かったのです。つまりリンパ節を治療しなくても、他臓器への転移率や生存率は、予防的治療群と同じだったのです。

両群の生存率が同じであるのは、臓器転移率が変わらなかったからです。リンパ節を予防的に治療しても臓器転移が減らないのは、がん細胞がリンパ節から臓器に転移するのではないことを意味しています。

つまり、臓器に転移するようながん細胞（本物のがん）は、リンパ節にも転移しやすいので、手術時にリンパ節転移が多数見つかる。

これに対し、臓器に転移しないがん（がんもどき）は、リンパ節に転移していることがあるけれども、その率が低いし、将来も臓器に転移することはないと考えられます。

結局、リンパ節を予防的に治療すると、寿命は延びないで、後遺症ばかりが増えます。

それでも手術医たちは、リンパ節郭清をやめようとせず、治療成績が変わらなかった事実を患者たちに知らせないのです。

その理由は、後遺症が増えるといっても、自分たちに生じるわけではないこと（他人の苦痛は一〇〇年我慢できる）、リンパ節郭清は手技が複雑で臓器切除よりも面白い（これなくして手術のしがいがない）というあたりにありそうです。

5　抗がん剤

【ケース18】乳がんが縮小し食欲が回復したのは抗がん剤の効果か？
→腫瘍が縮小しても、抗がん剤の毒性で寿命を縮める

質問――妻が乳がんを患い、抗がん剤治療を受けています。薬を投与されてから明らかに腫瘍が縮小し、がん宣告以来なくしていた食欲が戻ってきました。近藤先生は「抗がん剤は効かない」とおっしゃいますが、腫瘍の縮小や食欲の回復は抗がん剤が効いている証拠ではないですか？

がんが小さくなったら、患者さんやご家族は天にも昇る心地でしょう。そのお気持ちはよく分かります。ただし、抗がん剤は副作用が強いので、「がんは縮小したが、患者は寿命を縮めた」となりかねません。事態を正確に分析する必要があります。

まず、抗がん剤が「効く」ないし「有効」とはどんなことを指すのでしょうか。

がん専門家の間ではかつて、投与した患者の五人に一人以上が「腫瘍が半分になった状態が四週間続くこと」とされてきました。しかし、抗がん剤の毒性により、腫瘍が縮小しても明らかに寿命を縮めた患者がたくさんいるため、いまは「症状の緩和」「生活の質の改善」でも「有効」とされていますが、本来は延命効果が認められた場合を「効く」「有効」と定義すべきです。

そのため、ある抗がん剤の延命効果を証明するには多数の患者を二群に分け、抗がん剤を使った場合と使わない場合とを比べる臨床試験をする必要があります。

ところが、世界を見渡しても、信頼できるこの種の臨床試験はほぼ皆無。「延命効果は証明されていない」と言わざるを得ません。

他方、前述した通り抗がん剤は毒性があります。つまり、今回のケースで言えるのは、「延命効果は不明で、確実なのは多少なりとも縮命効果を被っている」ということだけです。

では、食欲が回復したことはどう考えたらいいのでしょうか？

そもそも抗がん剤自体には、食欲増進作用はありません。逆に、吐き気を生じさせ、食欲を落とすという副作用があります。それなのに食欲が回復したのは、心理的影響が考えられます。

つまり、告知の心理的影響で食欲が落ちたが、次に、がんが縮小したことで安堵感を得て、食欲が回復した可能性です。

最近では抗がん剤の副作用予防のため、吐き気止めの薬や、ステロイド（副腎皮質ホルモン）を使うケースが増えています。前者は吐き気を止めるだけで、食欲増進作用はなく、ステロイドには食欲増進作用があります。今回のケースは、ステロイドを使っていたのかもしれません。

どんな理由であれ、食欲が回復し、吐き気が防止できれば、患者にとって歓迎すべきことのように思われるでしょう。

しかし、そこには〝落とし穴〟があります。

吐き気や食欲不振などの症状は、重要臓器・組織に発生する障害のアラームの役目をしています。障害を受けても沈黙し続ける臓器・組織に代わって、抗がん剤の毒性が一線を越えないようにごく初期から警鐘を鳴らしているのです。

それなのに吐き気止めやステロイドで、吐き気や食欲不振などを抑え込んでしまうと、患者は安心して抗がん剤治療を続け、容易に一線を越えてしまいます。

副作用止めを使うというのは、火災報知器のアラームを切って使い続ける行為に似ているのです。

言うまでもありませんが、抗がん剤で真に問題になるのは、重要臓器に生じる永続的な障害です。心臓、肺、腎臓、造血組織などに生じる障害は、一度生じると回復不能のものが多く、死亡することも少なくありません。というよりも、抗がん剤を無制限に続けていけば、人は必ず死亡します。

抗がん剤の多くは公式に「毒薬」に認定され、それらの障害は外国で「毒性」と呼ばれています。

抗がん剤治療をはじめると臓器・組織がダメージを受け、相当程度障害されるまで気がつかれずに進行するということです。障害程度が、ある一線を越えると、心不全、肺不全、腎不全、敗血症となって発症するわけです。

【ケース19】乳がん手術後のホルモン療法は有効か？
→症状がなければ寿命を縮めるだけ

質問――五〇代女性です。昨年乳がん（四・五ミリ）を切除し、放射線治療を受けました。ホルモン療法（アリミデックス錠）は有効でしょうか？　乳がんの組織遺伝子検査は再発率一二％（二〇年間）、ＰＲ陽性、ＨＥＲ２（１＋）で、センチネルリンパ節生検で「転移なし」です。

乳がんでは、がん細胞の中の遺伝子を検査するキットがあり、患者一人一人の再発率を予測できます。

相談者は、この検査を受けられたようです。一般に「再発＝がん死」と考えられているので、再発率一二％と言われたら驚いて不安になられるのは当然でしょう。

しかし、日本人はこの再発率に神経質になる必要はありません。

そもそもキットは、欧米のデータに基づいて作られているので、欧米人より予後（生存率）が良好といわれる日本人に用いると、過大予測になるからです。

日本人の乳がんの罹患率、死亡率ともに米国人の六割程度に過ぎません。

また、乳がんの「再発＝死亡」というのも正しくありません。

確かに乳房全摘手術が一般的な時代は、「再発＝他臓器転移」を意味し、患者はやがて死亡しました。

しかし、現在の標準治療である乳房温存療法では、そうとは限りません。

温存療法後の再発には二種類あります。「他臓器転移」と「乳房内再発（＝局所再発）」です。「局所再発」の大部分は、他臓器転移を伴わず、死亡の恐れはありません。もう一度腫瘍を切除すればいいだけの話です。

したがって遺伝子検査でも、推定死亡率を計算するだけでいいのですが、なぜか再発率を採用している。必要以上に高リスクに見せ、患者たちを抗がん剤治療やホルモン療法に駆り立てようとの底意があるのでしょう。

改めて相談者の乳がん死亡率予想を見てみましょう。腫瘍は四・五ミリと極小サイズで、リンパ節転移がないことが生検で確かめられているので死亡率が極めて低いグループに入ります。

さらにPRというホルモン受容体が陽性なので、陰性のケースよりも予後が良い。HE

R2というタンパクも「1+」で、予後不良の兆候はありません。

結局この相談者が乳がんで死亡する確率は五%以下、それもゼロに近い数値と思われます。

つまり、この相談者の乳がんは、他臓器転移がない「がんもどき」の可能性が高いのです。

とはいえ、「がんもどき」と確定したわけではありません。相談者のケースでも、乳がんで死亡する可能性がゼロではないのです。そこで、初発の乳がんを治療した後に、再発予防のためのホルモン療法を行ったらどうなるかを検討します。

この点、乳がん治療の専門家たちは、ホルモン受容体がある乳がん患者では、ホルモン療法が有効で、再発や死亡が減る、と主張しています。

しかし、その主張の基礎となる臨床試験データは、いずれも頭からは信頼できないものです。

ホルモン療法を標準治療に格上げして自分たちの経済的利益を図りたいという願望を持っているはずの医者たちが実施した臨床試験だからです。

だからこそホルモン療法は理論的に考える必要があります。

まず、ホルモン剤に、がんを治す力はありません。「がんもどき」にせよ「本物のがん」にせよ、一時的に縮小するケースもありますが、いずれ再増大します。

その一方で、どのホルモン剤にも毒性があり、使用量、使用期間に比例して毒性による「縮命効果」が大きくなります。

相談者の乳がんは、本物のがんである可能性はほとんどありません。症状のない段階でホルモン療法を受けるメリットはなく、縮命効果を被るだけになるでしょう。

【ケース20】骨転移のある前立腺がんに抗がん剤治療は必要か？ →放射線治療を休み休みやるべし

質問――八〇歳の男性です。二年前に腰痛があって、前立腺がんと骨転移が発見されました。以来、ホルモン療法などを受けてきましたが、腰痛が強くなっています。また、抗がん剤点滴による副作用に苦しんでいます。どうすべきですか？

前立腺がんもその転移巣も、男性ホルモンをエサにして育ちます。大切なのは男性ホルモンの分泌を低下させる治療です。日本では、リュープリンなどの男性ホルモン分泌抑制剤を皮下注射するのが一般的ですが、問題があります。

第一に、一〜三ヶ月ごとに注射が必要で、高価です。男性ホルモンがつくられる工場（睾丸）を放置して、薬でその分泌や働きを抑え込もうというのも強引で、間質性肺炎などの重大な副作用も見られます。

転移がある場合は、睾丸除去手術（除睾術）がお勧めです。手術・入院を含めた治療費もホルモン療法の注射代金の半年分と変わりません。

では、ホルモン療法が効かなくなったらどうなるのでしょうか？　相談者の主治医のように抗がん剤を使い、痛みが悪化した後もそれに固執するケースが多いようです。

しかし、これは二つの点で間違いです。一つは限局した痛みに対しては、放射線という有効な手段があるからです。参考までに私の放射線治療法を紹介しておきましょう。

対象となる患者さんは照射範囲が最大でも半身程度で済むケース。それ以上だと被曝の害悪が大きくなります。

骨盤全体に照射する場合は、一回線量は一・五グレイ程度。照射範囲が狭ければ、一回二グレイとします。

照射の上限回数は一応定めておきますが、毎日照射して痛みが軽減したらそこで中止します。目いっぱい照射すると、新たに転移が出現したときに照射できないため、なるべく少量の照射で済ませる必要があるからです。

抗がん剤治療が間違っている第二の理由は、患者の命が縮むからです。大規模な治療統計を見ると、転移がある前立腺がん患者の五年生存率は二〇％ほどです（J Urol 2007; 177: 535）。しかし、前立腺がん治療で有名な大学病院の泌尿器科医が示した治療成績は、ゼロでした。

その大学病院では抗がん剤を多く使うので、その毒性から命を縮めたのだと考えられます。

問題はいつ治療法を切り替えるか、です。

がんが再増殖を始めたかどうかは、定期的にＰＳＡ値を測ればわかります。しかし、その値だけで、治療法を変更してはいけません。無症状なのに別の治療を始めると寿命も短くなります。

最後に「がんに対して積極的治療をしないのは不安」という皆さんに、私の経験を申し上げておきます。私が主治医として最初から治療してきた、骨転移がある前立腺がんの患者さんが二人おられます。

一人は六年半生存して亡くなり、一人は九年目の今も生存しています。前述のように五年生存率二〇％とすると、二人ともに五年以上生きられる可能性は四％です。お二人は偶然その四％の中に入ったのでしょうか。

そうではなく、抗がん剤を使わず、症状が取れたら放射線治療を休むといった、休み休みの治療法がよかったからではないかと考えています。

【ケース21】胃がんで二ヶ所の肝転移があり、主治医は抗がん剤を勧めるが……
→栄養失調死を避ける方法を検討すべし

質問――六五歳の男性です。食事が取れず内視鏡検査を受けたら胃がんで、胃の出口が狭くなっていました。CT検査で肝臓に二ヶ所転移巣が見つかり、抗がん剤治療を勧められています。どうしたらよいでしょうか？

日本には、肝転移があっても胃の摘出術を行う外科医が大勢います。しかし全摘はもちろん部分摘出でも、体力とQOL（生活の質）が落ち、命を縮めます。本件担当医が摘出術を勧めなかったことは妥当です。

問題は抗がん剤治療です。胃がんの肝転移は、一〇〇〇件に一つ程度の例外を除き、多発します。相談者のようなケースでは、他に数十、数百の微小転移が潜んでおり、治せません。抗がん剤で病巣が縮小することもありますが、がん細胞がすぐ再増殖するので、延命効果は不明です。他方、抗がん剤の毒性による寿命短縮効果は確実で、命を縮める人が大勢います。相談者のような場合、抗がん剤治療も受けないのが最善策です。

ではどうするか。まず治るのを諦めることが第一歩です。治そうと思うと無理な治療に走り、命と財産を損ねるからです。症状緩和や延命という現実的な目標を立てるべきです。

延命には、栄養補給が大切です。胃がんの死因としては転移のほかに、栄養失調があります。相談者は転移巣が小さいので、このままだと栄養失調で死亡するはずです。

そこで、一日二四時間の点滴をずっと続けると、餓死は防げます。しかし、カテーテル（管）が静脈内に留置されるので、管に細菌がとりつき、肺炎や敗血症が生じてしまいます。がんに限らず、終末期患者の死因として、カテーテル関連の感染は非常に多く、毎年数万人が命を落としています。

ですから、相談者は口から食べられるようにすることが大切です。

例えばバイパス手術です。昭和天皇の十二指腸ががんでふさがれたときもこの手術が行われました。

ただ、この手術は開腹するまで腹膜転移の有無が分かりません。腹膜転移があると、胃と小腸とのつなぎ目が将来がん細胞の増殖によりふさがりやすいので、バイパス手術は中止するのが普通です。この場合、開腹しただけ損することになります。

第二の方法は、ステント挿入術です。網目状になった金属製の筒を折り畳むと細い棒のようになります。内視鏡で見ながら、この棒をがん腫瘤で狭くなった胃の幽門（出口）に挿入、先を十二指腸に届かせます。

それからステントを開くと、腫瘤が押しのけられて、胃と十二指腸の間にトンネルができ、経口摂取が可能になるのです。健康保険の適用もあります。

ただステントは網目状であるため、筒の中に入り込んだがん細胞が増殖して閉塞したり、ステントが脱落することがあります。可能であれば、再挿入を図ります。

第三の方法は放射線治療です。うまくいけば、がん腫瘤が消失、肝転移で亡くなるまで、その状態を保つことができます。

しかし、胃袋は放射線感受性が高く、やりすぎると潰瘍が生じたり、頑固な出血で輸血が必要になったりします。照射量は一回二グレイで、二〇回（計四〇グレイ）程度にとどめるのがいいでしょう。

なお、スキルス胃がんのように、がん細胞が正常粘膜に溶け込むような格好で成長するがんは、放射線をかけても、幽門の狭窄が取れずに終わることが多い。スキルス胃がんでは、腹膜転移が必ず存在するので、バイパス手術も不向きです。ステント挿入を検討するのが近道でしょう。


【ケース22】腫瘍マーカーが再上昇した手術不能の肺がんに二度目の抗がん剤治療は有効か?

↓ほぼ確実に毒性死するので放置すべし

質問——六四歳の男性です。一年前の健診で肺がんが見つかり、手術では胸膜に転移があり切除不能でした。その後、抗がん剤治療で腫瘍マーカー(CEA)は下がりましたが、呼吸困難が生じ、自分では死にかけたと思っています。最近、階段を上れるまで回復しましたが、CEAの値が再び手術前のレベルに戻りました。担当医は「抗がん剤治療しかない」と言いますが、どうでしょうか?

「とんでもない」のひと言です。抗がん剤を打ったら、ほぼ確実に死亡します。

胸膜に転移した肺がんは、進行度一～四期のうちの四期に当たります。標準治療は抗がん剤治療（化学療法）とされていますが、その効果は弱く、毒性が強いので、受けないほうが長生きします。ただ相談者は、すでに一度受けているので、それを前提に検討しましょう。

四期でもCEAが上がらないケースが多々ありますが、本件ではCEAが高値でした。この場合、CEAの値の増減は、腫瘍（がん）量の増減とほぼ比例します。従って、抗がん剤治療後にCEAが下がったのは、腫瘍量も減ったことを意味します。

ただ、相談者のケースは、毒性が強かった。肺は抗がん剤に対して最も弱い臓器で、肺毒性による死亡者は大変多いのです。相談者も、もう少し続けていたら、毒性死していたはずです。

抗がん剤を中止すると、患者さんの呼吸機能は徐々に回復してきますが、相談者のケースは治療前の状態には戻りませんでした。これは、肺に永続する障害が残ったことを意味します。CTを撮ってみれば、肺の線維化や嚢胞化などの障害が見られるはずです。

他方、どの種類の抗がん剤も肺毒性があります。従って、こういう状況下でもう一度抗がん剤を打ったり飲んだりしたら、毒性死することはほぼ確実です。

これに対し胸膜転移は、片肺だけであれば、放っておいても命取りにはなりません。仮に胸膜転移が片肺全体を押し潰しても、他方の肺が残っていれば命は永らえることができます。

まして相談者のケースは、手術で発見された胸膜転移はCTで見つけられないほど小さく、それが片肺全体を占めるまで育つには一年から数年かかるでしょう。CEAが再度上昇しているとはいえ、手術前のレベルに戻っただけなので、この時点から数年かかることになります。

要するに、相談者のケースはがんを放置しても数年生存できるでしょうが、抗がん剤治療をしたらすぐにも死ぬであろう、ということです。

それなのに、再度抗がん剤を打つというのは、常軌を逸しています。

この担当医は、市民病院の内科医のようですが、日本にはこういう医者が少なくないのです。どうしてなのかは不明ですが、がんを縮小させることばかり考えて、患者の体や寿命のことを考えないのです。残念ですが、それが日本の現実です。相談者は、別の病院へ行っても、抗がん剤を勧められてしまう可能性が高いでしょう。

従って延命・自衛のためには、病院へ行かないのが一番です。病院通いをやめて、苦痛などの症状が出た時点で再度行けばいいのです。そのときには抗がん剤ではなく、鎮痛剤や放射線治療など、苦痛を和らげる緩和治療を受けるようにしましょう。

【ケース23】抗がん剤被害者救済制度が先送りになったのはなぜか？
→治療に値しないことがバレるから

質問――先日、厚労省の検討会が、抗がん剤の副作用被害者を救済する制度の先送りを決めました。抗がん剤に副作用があるのは誰もが認めているのに、どうしてなのでしょう？

一般医薬品による副作用被害者救済制度は、一九八〇年に設けられました。睡眠薬サリドマイドや、整腸剤キノホルムなどの相次ぐ薬害事件がキッカケです。

遺族には一時金として七〇〇万円余、一〇年を限度に年額二〇〇万円余の遺族年金が支払われ、被害者には医療手当や障害年金が支払われます。

その原資は製薬業界からの拠出金です。救済被害者が増えると製薬会社の収益を減らすことになります。今回の検討会自体、彼らにとっては迷惑な話でしょう。

一般医薬品の場合、救済対象になるような被害が出るのは例外的です。拠出額もある程度予想できます。薬価にそれを上乗せすれば、経営が脅かされることはないはずです。しかし、抗がん剤となると話が違います。抗がん剤の多くが〝治療域〟が極めて狭い「毒薬」か「劇薬」だからです。がん細胞を狙い撃ちするという分子標的薬も、多くが劇薬指定を受けています。投与すれば重大な問題が起きるのは当然です。

「毒薬」と「劇薬」の違いは致死量によります。致死量が体重一キロ当たりの注射量で二〇ミリグラム以下の薬は「毒薬」。飲み薬なら三〇ミリグラム以下です。

他方「劇薬」の致死量は体重一キロ当たりの注射で二〇〇ミリグラム以下、飲み薬で三〇〇ミリグラム以下となっています。

ちなみに致死量は、正確には「半数致死量」であり、個体の半数が死亡する量を言います。これを人で試験するわけにはいかないので、マウス実験結果を同じ脊椎動物である人にも当てはまると見なし、人の致死量としているのです。

以上を前提に、固形がんに対する抗がん剤の致死量を考えてみましょう。

医者向けの説明書（添付文書）に記載されている投与法に従った場合、何回あるいは何日の投与で累積量が致死量に達するかを見てみるのです。

乳がんなどに使われるパクリタキセル（毒薬）は八回の注射で毒薬基準の量に達します。構造が似ているドセタキセル（毒薬）は一三回の注射、カルボプラチン（毒薬）は二回の注射で達します。

どの抗がん剤も一回の注射では致死量に達しないようになっていますが、感受性には個体差があり、少数とはいえ、最初の注射で亡くなる人もいます。

飲む抗がん剤はどうでしょうか。ティーエスワン（劇薬）は四週間毎日飲んで一サイクルとし、二週間休薬して次のサイクルに入ります。すると五サイクルで致死量に達します。ゼローダ（劇薬）は三週間の連日投与が一サイクルですが、一週間で致死量に達します。

実際の致死量は抗がん剤のように少量ずつ投与すると、多くなるのかもしれません。しかし、抗がん剤治療とは毒を飲んで生き残ることを期待する、極めてばくち的な治療であることに変わりはありません。

では、運良く生き残ったがん患者が手にする見返りは何でしょう。専門家たちが強調するのは、せいぜい数ヶ月の延命です。私はそれすら疑問に思います。

実際、医療現場では、抗がん剤で多数の死者が出ています。肺がん治療薬イレッサで多くの患者が亡くなったのは有名ですが、治療中に急死した芸能レポーターなど、その疑いがある例を含めると大変な数に上ります。

死なないまでも、心不全、腎不全、神経障害等の重篤な副作用も頻繁に生じています。それら全てに金銭補償をしたら、訴訟が相次ぎ、製薬会社の儲けが吹っ飛んでしまいます。

なにより、訴訟の過程で、「問題が起きても、抗がん剤のせいか、病状のせいか、分からないから使えるだけ使え」という抗がん剤治療のいい加減さが露呈。抗がん剤が治療に値しないことがバレてしまう。これが新制度見送りを決めた真の理由でしょう。

6　代替療法

【ケース24】ビタミンC大量投与治療に効果はあるか?
↓過剰な投与は害になる可能性が高い

質問――大腸がんを手術した五八歳の男性です。肝臓に転移が見つかり、切除不能と言われました。抗がん剤と分子標的薬による治療は受けていません。友人からビタミンC大量療法を勧められましたが、どうでしょうか?

そういった治療法に引かれる気持ちはよく分かります。ただ、がん医療の場には、患者を食いものにする医者や業者もいます。よほど気をつけなければなりません。

さて、ビタミンＣが不足すると、体内のいたるところで出血する壊血病になり、悪くすると死亡します。ビタミンＣは新鮮な野菜や果物に多く含まれ、一日の必要量は一〇〇ミリグラム以下で、普通の食事で十分間に合います。

これに対し、ビタミンＣ大量療法では、一日一〇グラムも服用させます。がんが縮小したなどの報告があり、ノーベル賞を二度も受賞（化学賞、平和賞）したポーリング博士が熱心に推奨したことでも有名です。

ただし彼は、化学の専門家であって、がん治療や臨床試験の専門家ではなかった。がんは自然経過に任せても、縮小・消失することがあります。それゆえ何かを投与した後にがんが縮小しても、それだけでは有効性が証明されたことになりません。ポーリング博士はこの点を見逃していました。

ある治療法ががんに有効と言うためには、多数の患者を二群に分けて、片方にビタミンＣを、他群にはプラセボ（偽薬）を飲ませた比較試験を行い、寿命が延びることを証明する必要があります。

ビタミンC大量療法に関しても、いくつかの比較試験が実施されています。進行期の大腸がんを対象とした試験結果を見ると、がんがさらに進行するまでの期間や生存期間は、両群で差がありませんでした（N Engl J Med 1985; 312: 137）。他の試験でもビタミンCは無効でした。

他方、細胞培養実験では、高濃度のビタミンCにがん細胞死滅効果があることが示されています。

それで大量療法の支持者は、比較試験で良い結果が出なかったのは、①体内濃度が低かった、②点滴静脈注射すれば（経口の場合より）血中濃度が高くなるから、抗がん効果が出るはずだ、と主張するようになりました。

しかし、点滴静注で抗がん効果の有無や患者の寿命延長につながるかどうかの比較試験がなく、確かめられていません。

理論的に考えると、高濃度のビタミンCに殺細胞効果があるなら、それは抗がん剤の一種ということです。そして、がん細胞を殺す抗がん剤は、必ず正常細胞も殺し、その結果、毒性が生じます。つまり、高濃度のビタミンCは正常細胞をも殺し、毒性が生じるはずです。

どうも人々は、ビタミンというとありがたがる傾向があります。かつて栄養失調の時代に、種々のビタミン剤で救われた人が多くいたからでしょう。しかし、過剰なビタミン摂取は、害になる可能性が高いのです。

たとえば、「がんを予防できる」「治療できる」といって一部の医者が推奨するニンジンジュースには、β―カロテンというビタミンAの前駆物質が含まれています。中国での比較試験では、β―カロテンは確かにがん死亡を減らしましたが、フィンランドでは、β―カロテン群の肺がん死亡が増えてしまったのです。

中国でがん死が減ったのは、試験実施時期が慢性栄養失調の人が多い時代で、β―カロテンも不足していたのでしょう。ビタミン不足状態を是正すれば、諸病が減るのは当然です。一方、フィンランドのように栄養が足りている国では、ビタミンの過剰投与は悲劇を招くのです。まことに、過ぎたるは及ばざるがごとし、といえます。

【ケース25】玄米菜食でやつれた乳がんの友人が心配です……
↓がん患者は痩せると危険

質問――四〇歳・独身で、乳がんが骨に転移し、ホルモン剤等も効かず、痛み止めを服用している女性がいます。食事療法（玄米菜食）を始め、五五キロあった体重が五〇キロに落ち、やつれてきています。大丈夫でしょうか？

玄米菜食は、文字通り肉や精米した白米を排します。一定の栄養を取れるし、きちんと作られたものはおいしいので、それ自体に問題はなく、肥満者が体重を落とすためには優れた方法のようにも思います。

しかし、がんの治療法としては、原理的欠陥と危険性があります。

原理的に、がんは遺伝子変異でできたもので、一度変異した遺伝子を元に戻す方法はなく、食事変更によっても不可能です。したがって玄米菜食によって、がん細胞が変化したり、消滅することはないのです。

危険性とは、玄米菜食の内容が危ないというのではありません。玄米菜食によって痩せてしまい、がんの成長スピードを速める可能性をいいます。

数多くの患者を診ていると、「なんでこの人のがんはこんなに進行が速いのか」と、いぶかることがあります。その多くが、食事療法を実行しており、患者は激痩せ状態になっています。倫理的に比較試験はできず、科学的証明は不可能ですが、理論的に考えてみましょう。

がんの成長スピードは、二つの要素によって決まります。第一はがん細胞の性質です。細胞内に蓄積した遺伝子変異が、細胞を素早く分裂させるような組み合わせであれば、がん細胞はどんどん分裂し、周囲組織に侵入（浸潤）することができます。

ただ、体重が落ちても変異遺伝子は増えないはずなので、スピードアップの原因にはなりません。

第二の要素は、正常組織の抵抗力です。正常組織がしっかりしていれば、がん細胞の分裂や浸潤にブレーキをかけることができるのです。痩せるとがんの成長が加速するのは、抵抗力が弱まったためでしょう。

では、抵抗力の実体は何でしょうか。一般の人は抵抗力＝免疫力と考えがちですが、違います。

免疫の力でがん細胞を排除できるとしても、がん細胞発生後のごくわずかな期間に限られます。がん細胞が診断できる大きさまで育ったということは、体の免疫力ががん細胞に負けた何よりの証拠であるのです。

私は、抵抗力の実体は、各正常組織を構成する細胞の強固さと、細胞間結合の強靭さにあると考えています。それらが強くて頑丈であれば、がん細胞が育つ余地は少なく、正常細胞間をすり抜けて浸潤することも困難になるはずだからです。

そして細胞が強固であり、細胞間結合が強靭であるためには、各細胞を構成するタンパクや脂質などが十分足りていることが必要です。

痩せると危険なのは、がん死亡統計からも示唆されます。一般人口において、がん死亡率が最も高いのは、痩せた人たちで、次が超肥満の人たちです。標準体重グループはがん死亡率が一番低く、少し太めの人もこのグループに入ります。

むろん、体内にがん細胞が一個も残っていなければ、玄米菜食は格別危険ではありません。ただ、一個もないと保証できないことが難点です。

進行がんや再発がんは、痩せると特に危険です。体重を維持することが、がんの成長を抑え、余命を最長にすることにつながります。

ただ、断食を含めた食事療法は一部のがん患者にとっては宗教のようになっており、他人が改宗させるのは至難の業です。私も自分の患者に一度はアドバイスしますが、それ以上は干渉しないようにしています。

【ケース26】非小細胞型肺がんに丸山ワクチンは有効か？
↓自分の一部であるがんを免疫力で排除するのは無理がある

質問――七〇歳の母が「非小細胞型肺がん」の手術後、骨と肝臓に転移が見つかりました。痛みなどの症状はありません。主治医に抗がん剤を勧められていますが、本人は嫌がっています。知人が丸山ワクチンを勧めますが、効果はありますか？

肺がんはがん細胞の構造・機能により、「小細胞型」と「非小細胞型」に大別されます。後者は肺がんの約八〇％を占め、その性質も進行度の速いものから遅いものまでさまざまです。

肺がんの他臓器への転移には、抗がん剤治療（化学療法）が標準治療とされています。しかし、転移性肺がんに対する抗がん剤には治癒効果はなく、延命効果もありません。あるのは毒性による〝縮命効果〟とＱＯＬ（生活の質）の低下だけ。化学療法を受けないことは正解です。

ただ、そうすると、転移があるのに何も治療しないことになってしまう。腫瘍（がん）が大きくなるのに任せ、座して死を待つのは耐えられない――。本人や家族がそういう気持ちになることはよく理解できます。

さて丸山ワクチンは、結核菌の菌体成分です。人体にとっては異物なので、注射すると、それを排除するため、免疫系が活性化されます。この免疫系が活性化された状態が、がん細胞を排除するのにも有効なのではないか、というのが丸山ワクチンの基本的な考えです。

こうした考えに基づき開発され、抗腫瘍薬として認可されているものに「クレスチン」と「ピシバニール」があります。前者はきのこの成分で、後者は溶血連鎖球菌の成分です。どちらも一時、年間数百億円を売り上げましたが、やがて延命効果がないことが分かり、打ち捨てられました。

丸山ワクチンに関しては、治験が数十年にわたり延々と行われていますが、いまだに延命効果は示されていません。確実なのは、有償配布なので、製造・配布元が潤い、患者側の懐が寂しくなるということだけです。

意外なところから、毒性も明らかになりました。

三期の子宮頸がんを放射線治療した後に、患者を二群に分け、片方に低濃度の丸山ワクチンを投与、他方にはその二〇〇倍量を投与した比較試験です。結果、低濃度群の五年生存率は五八％に対し、高濃度群は四一％でした。

それでもなお丸山ワクチンを始める方々がおられても、私は格別驚きません。日本では、免疫信仰が強いからです。

実際、免疫は偉大な力を発揮します。もし人間に免疫系が備わっていなかったとしたら、現在、地上には人間は存在しないはずです。

ただし免疫系が力を発揮するのは、細菌やウイルスなどの感染に対してです。病原体でない物質に対する反応は鈍くなっています。

例えば女性器に侵入する精子は、女性の体を構成するタンパクとは異なるタンパクを含んでいるので、免疫系が作動します。しかし一部の例外を除き、精子を排除するまでには至らないので、妊娠が可能になるわけです。

妊娠の結果、子宮内で胎児が育ちますが、胎児も母親にとっては構成タンパクが異なる〝異物〟です。胎児に対しても、免疫系は多少作動しますが、排除して流産させるまでには至らない。それで出産可能になるのです。

このように、体内で生じる自然現象に対しては、たとえ異物でも、免疫系は慎み深く振る舞うのです。

がんは、細胞の老化であり、自然現象です。がん細胞は、外部から来た病原体ではなく、自分自身の一部なのです。それなのに、免疫力を強化し排除するというのは、はなから無理があります。

7 終末期医療

【ケース27】錠剤のモルヒネを飲み始めてから吐き気と眠気に悩んでいますが、どうすればいい?

↓粉末に替えて減量すべし

質問――四八歳の乳がん骨転移の患者です。あちこちが痛み、MSコンチン（一〇ミリグラム錠）を飲み始めましたが、吐き気と眠気が出て困っています。医師は「薬を勝手に増減してはいけない」と言いますが……。

ＭＳコンチンはモルヒネ製剤で、体の中でゆっくり溶けるので、一日二回の投与で済む、優れた薬です。

ただ、通常のモルヒネ（粉末）と同じく、吐き気や眠気が出る欠点があります。

それは、痛みの強さのレベルと、薬の量がマッチしていないことが原因でしょう。同じ骨転移でも、痛みの強さに個人差があるうえ、モルヒネに対する感受性にも個人差があるので、モルヒネの必要量は人によって異なります。

モルヒネはお酒に似た一面があります。お酒は一升飲める人もいれば、奈良漬で酔ってしまう人もいる。モルヒネも一回数百ミリグラムを要するケースもあれば、数ミリグラムで十分な人もいるのです。

そのため、ＭＳコンチンを開始する場合、眠気止めと吐き気止めを同時に処方するケースが多く見られます。が、こうした副作用止めはあまり有効ではなく、固有の副作用があるので、患者はかえって苦しむことにもなります。

では、どうすべきか？　私はモルヒネを使う時は次のようにしています。

まずモルヒネ（粉末）を一ミリグラム服用し、痛みが取れれば、次回もその量にします。

痛みが取れなければ、三〜四時間後に二ミリグラムを飲みます（通常のモルヒネは作用時間が短い)。それでも効かなければ、三〜四時間後に四ミリグラム。それでも効かなければ八ミリグラム、少し効いた場合には六ミリグラムといった具合に漸増していきます。そして痛みが取れた量が適量になります。

次に、適量を定期的に飲んだ場合の一日総量を求めます。例えば、一日総量が四〇ミリグラムであれば、MSコンチン(一〇ミリグラム錠)を二錠ずつ、一二時間おきに飲むことになります。なお、MSコンチンが一二時間もたないケースもあり、そのときは一日総量を三等分して、八時間ごとに飲みます。

モルヒネ(粉末)は、院外処方で入手できますが、常備している院外薬局は少ないようです。そこで、製剤化されているモルヒネ液(製品名オプソ、五ミリグラム/包)を処方してもらい、それを分けて飲むのも手です。

ただ、モルヒネ(粉末)の薬価は一ミリグラムあたり二・二円ですが、オプソは二四円と、一〇倍にもなります。

麻薬を処方する医者は「勝手に量を増減するな」と患者に告げるのが普通です。しかし、痛みの程度は医者には分かりません。患者自身が痛みの程度に合わせて、モルヒネ(粉末)やMSコンチンの量を増減することが合理的です。吐き気止めや眠気止めは自覚症状が出てから試せばよく、症状がないうちは飲まないほうがいい。

なお、放射線治療などで痛みが消え、モルヒネをやめられる場合は、一度にやめると禁断症状が出ることがあるので、徐々に減らすようにします。

さて、相談者ですが、モルヒネの量が多すぎる可能性があるので、モルヒネ（粉末）を処方してもらうなどして、減量を試されるとよいでしょう。質問からは、鎮痛第一段階の（非麻薬系の）アセトアミノフェンを使ったかどうか不明です。最近は、麻薬系鎮痛剤の使用が強調されているためか、第一段階をすっ飛ばしてしまうケースもあるようです。

未使用の場合は、アセトアミノフェンを始めるのも一法です（麻薬と併用しても問題ない）。アセトアミノフェンが効くかどうかは、一日で分かります。

【ケース28】独り身の末期がん患者はどこで最期を迎えたらいい？
→お勧めはホスピスだが、状態の良い段階で予約が必要

質問――「結腸がん」を手術した後、「肺」「肝臓」に転移した五八歳の独身男性です。担当医から抗がん剤を勧められましたが、受ける気はありません。〝最期〟をどこで迎えたらいいのか、アドバイスをお願いします。

最期を迎える場所は、生活の質（QOL）に関わる大問題です。候補は、①病院②自宅③緩和ケア病棟——になるでしょう。

①大学病院の一般病棟は、抗がん剤治療をするのでなければ、末期患者は受け入れないと思います。

だからといって近所の一般病院に転院すると、亡くなる直前まで検査・治療が濃厚に行われる可能性があります。

多くの方は、②住み慣れた自宅で最期を迎えたがります。厚労省の（金銭的）誘導策もあって、在宅医療（つまり往診）に力を入れる開業医が急に増えてきました。

が、急増しているということは、付け焼き刃の医者も多く、診療の内容や質がバラバラなのでご用心。

それ以上に問題なのは、独り者でも〝在宅死〟が可能かどうかです。

結論を言えば、医者とナースに十分な知識と経験があれば、不可能ではありません。末期がんは介護保険の対象になるので、手続きをすれば、各種サービスも受けられます。

ただ最期の数週間は、二四時間つきっきりでいられる人がいないと、かゆいところに手が届くような手当ては期待しにくい（介護者の休息・睡眠を考えれば、人手は複数が望ましい）。

結局、独り者には、③緩和ケア病棟（以下、ホスピス）がベターということになるでしょう。

どのホスピスが優れているかは、患者の最大関心事ですが、大勢の末期患者をホスピスに紹介してきた私でも優劣は分かりません。ホスピスのはしごをする患者がいないため、実体験に基づく優劣評価を聞けないからです。

このため私は患者に、「複数のホスピスを予約して、担当者との面接時や病棟の見学時に、感覚的でいいから優劣を比較しなさい」とアドバイスしています。

ホスピス入所のためには、事前の面接が必要です。面接すると、待機リストに名前が載り、状態が悪化した方から入所できます。

リストの中から患者を選んで入所させる基準はブラックボックス状態です。

想像になりますが、人間社会の常として、ホスピスにとって都合のよい患者を優先させている可能性があります。

都合がよいというのは、がんという病名、病状、間もなく死亡すること等を正確に知っていて、生き方の上で自立しており、医療者と協調的な患者ということになるでしょう。面接時に、そういう患者であることを態度で示しておくのが得策です。

問題なのは、待機リストに名前が載っていないと、急場には間に合わないことです。それなのに、申し込んでから面接が実施されるまでに一〜二ヶ月を要するホスピスも少なくない。そのため入所希望者は、予想死亡時期が何ヶ月も先という、全身状態がかなりいい段階で面接を申し込む必要があります。

ところが人間の情として、状態がいい段階では、数ヶ月以内に死亡する可能性があることを認めたくない。担当医の方も、状態がいい患者に、「あなたはもうすぐ死ぬ可能性があるからホスピスを申し込みなさい」とは言い出しにくい。

それは私も同じで、いつもちゅうちょします。しかしぐずぐずしていると、面接が間に合わず、入所できない事態も生じます。それで心を鬼にして、死期がかなり先の患者にホスピス面接を勧めているのですが、つらいものです。

【ケース29】乳がんの女性にホスピスを勧めるにはどうしたらいい？
→まず抗がん剤治療医との決別を忠告すべし

質問——友人のことを心配している男性です。彼女は四四歳、独身で、「転移性乳がん」のため、抗がん剤治療を受けています。薬を何度変えても転移病巣は小さくならず、衰弱してきているので、ホスピスに移ったほうがよいと思うのですが、言い出せずにいます。どうしたらよいでしょうか？

ご心配はもっともです。ホスピス入所のためには、先に面接を受ける必要があります。ところが、申し込みから面接までに一〜二ヶ月かかることもあるため、ギリギリまで抗がん剤治療を続けていると、ホスピスに入る機会を逸します。

ただ患者本人は〝死にたくない〟〝抗がん剤治療をやめると死ぬのを認めることになる〟などの気持ちが強いのでしょう。

その思い詰めた心理が周囲に伝わるので、家族や友人は、抗がん剤中止やホスピス転入を勧めることができない。どこにも見られる葛藤です。

この葛藤を解決するのは、主治医の役目だと私は思うのですが、抗がん剤治療医が主治医になっているとどうなるか。具体的な調査結果が非常に参考になるので、詳しく見ていきましょう。

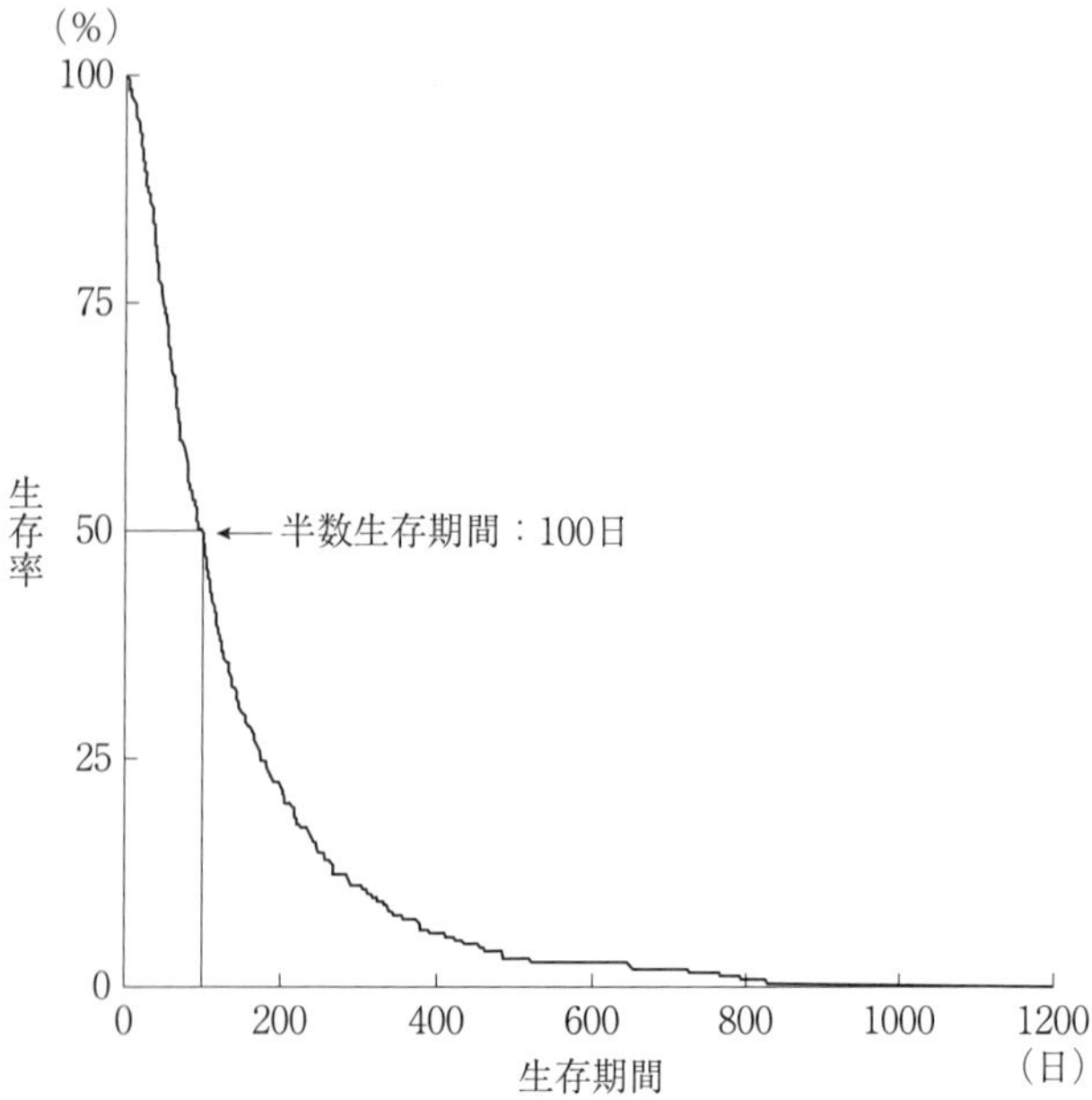

図6　抗がん剤治療終了から患者が亡くなるまでの期間

それは、国立がん研究センターの抗がん剤治療医らが行った調査です（Oncologist 2009; 14: 752）。

抗がん剤治療を受けている末期がん患者二五五人が対象で、乳がん一三三人、婦人科がん七七人など、女性患者が九割を占めます。

抗がん剤治療の終了から、患者が亡くなるまでの期間をグラフに示します（**図6**）。生存期間は五〜一二〇六日ですが、治療終了後一年以内に亡くなった方が九割です。一三％が治療終了後三〇日以内に、三二％が六〇日以内に死亡しており、患者数が半分になるまでの期間（半数生存期間）は一〇〇日でしかない。

他方、論文データが豊富な乳がんを見ると、末期患者でも、抗がん剤治療をしない場合の半数生存期間は二年（七〇〇日）以上になります（八四頁、**図5**）。

がんセンター調査では、他のがん種も含まれているとはいえ、半数生存期間（一〇〇日）は異様に短い。抗がん剤の毒性が直接死因になっているのでしょう。

調査では生存期間に影響する因子を分析しています。結果、男性は治療終了後九〇日以内に亡くなる割合が多い傾向があった。また男女を問わず若年（四五歳以下）の人も九〇日以内に死亡しやすい。彼らが抗がん剤治療を選択したのは、一家の稼ぎ手であったりして、まだ死ぬわけにはいかないという気持ちが強いからなのかもしれません。

治療終了時の患者が日常生活をする能力（活動力）も影響します。活動力を「〇」「一」「二」「三」「四」の五段階で評価した場合（「〇」が無症状で活動力一〇〇％。「四」は常に介助を要する寝たきり状態）、「三」か「四」の人は、九〇日以内死亡率が高かった。

私がビックリしたのは、がんセンターでは、活動力が「三」や「四」の人にまで抗がん剤治療をしていることです（活動力「三」は、臥床が一日の半分以上）。——もともと体力が落ちている人たちなので、抗がん剤を打たれればすぐ亡くなるのは当然です。

余命期間に影響する別の因子は、担当医です。調査では六人の抗がん剤治療医が担当医になっており、受け持った患者の九〇日以内死亡割合は、三三％から八三％までバラツキがあるのです。

また担当医が、緩和ケアやホスピスのことを患者に話した場合には、九〇日以内死亡割合は三八％だったのに対し、話さなかった場合には八六％。

このように、担当医の考え方や患者への接し方が寿命に大きく影響するのです。が、比較的早くに患者を手放す医者も、それまでは不要・有害な抗がん剤治療を行っていることに変わりはありません。治療死を避けるためには、抗がん剤治療医に近づかないことです。

質問者へのお答えとしては、縁を切られることを覚悟で忠告するか、もしくは忠告しないか、質問者自身が決めるべき問題のように思われます。

第４章　「先進医療」はカネの無駄

1　粒子線療法のまやかし

日本では現在、種々の「先進医療」が行われています。高度な医療技術のうち、厚生労働大臣が認めたもので、施行できる医療機関が指定されている。がんの分野では「重粒子線治療」と「陽子線治療」が代表格です。

先進医療は、検査、投薬等、通常医療と共通する部分には健康保険の適用があるものの、中核技術は全額自己負担で、重粒子線治療だと三〇〇万円前後。これに健康保険の自己負担が加わります。生命保険会社が、重粒子線治療を例にとり、先進医療特約がん保険を宣伝しているのはご存知でしょう。

しかし実は、重粒子線治療や陽子線治療の意義は疑わしいのです（以下、両者をまとめて「粒子線治療」）。

つまり、「リニアック」装置を用いる（通常の）放射線治療に比べても、生存率が伸びないようなのです。重粒子線治療では、通常の放射線治療より後遺症が重くなる傾向もあります。

私は米国での粒子線治療の担当医として働いた期間を含め、放射線治療に四〇年間携わってきた経験から、患者にとって放射線治療が福音であることを確信しています。しかし日本では、粒子線治療に目を奪われ、大切なことが忘れられている。――それを正す一助となるよう、問題点を指摘します。

放射線治療では、正常な臓器・組織（以下「正常組織」）の被曝線量を極小化し、がん腫瘤の線量を極大化するのが理想です。

この点、リニアックから出る「エックス線」は、理想からは程遠い。というのもエックス線だと、正常組織の線量は（皮膚直下を一〇〇とすると）体深部に行くにつれ、九〇、八〇と漸減していきます。結果、正常組織の線量が（しばしば）がん腫瘤よりも高くなり、障害（後遺症）が発生しやすくなる。そのため、がん腫瘤の線量を十分高くすることができなかったのです。そこに陽子線治療が登場しました。

陽子には深部に行くにつれ線量が漸減しない特徴があります。そして一定深度で、自体の全エネルギーを組織に与え、陽子自体は消滅する。つまり陽子線は、一定の深さまでしか届かないのです。この特性から陽子線は、体深部にある比較的小さながん腫瘤での（エックス線にかわる）治療法として期待されました。

ただし線量が同じ場合、陽子線の殺細胞効果はエックス線のそれと大差がない。一定の深さで陽子線が（そして被曝が）ストップし、その奥の組織は被曝しないという（線量分布上の）特性が（エックス線に比しての）長所たりうるのです。

技術革新で状況は変わった

陽子線治療は、筑波大学附属病院等の七施設が先進医療の指定を受け、他に三施設が建設中です。治療対象は前立腺がん、肺がん、肝がん、頭頸部がん、脊索腫、骨肉腫、直腸がん術後の（骨盤内）再発、膵臓がん等の「固形がん」（腫瘍をつくるがん）です。

ところが陽子線治療にとって、予想もできなかった事態が生じました。リニアックの技術革新です。高精度リニアックが開発され、エックス線による精緻な放射線治療が可能となったのです。その一法が「ＩＭＲＴ（強度変調放射線治療）」です。

ＩＭＲＴでは、ＣＴ（コンピュータ断層撮影）画面上に（がん腫瘍の）輪郭を描くと、コンピュータが最適の照射法（どの方向から、どういう線量を照射するか等）を計算します。その計算結果通りにリニアックを作動させれば、陽子線治療と似た線量分布が得られるのです。

ＩＭＲＴにより、陽子線治療の必要性は薄れました。前述のようにエックス線と陽子線の殺細胞効果はほぼ等しいので、ＩＭＲＴによるがん制御効果や後遺症は、陽子線のそれと同程度になると考えられます。

他方費用は、ＩＭＲＴは保険適用があるので、三割負担として四〇万円前後。これに対し陽子線治療は二五〇～二九〇万円。ＩＭＲＴを選ぶのが合理的でしょう。

上記固形がんの中では、前立腺がんに注意すべきです。最新データによると、治療する意味がないのです。

というのは、患者たちの一方に前立腺全摘術を行い、他方は何もしないで放置するという「比較試験」が行われ、前立腺がんによる死亡率、および（心筋梗塞、脳卒中等を含めた）全死亡率に違いがなかったからです（N Engl J Med 2012; 367: 203）。

陽子線治療にとってかわる、もう一つの（エックス線を用いる）治療技術は「定位放射線治療」です。比較的狭い範囲に多方向から照射することにより、正常組織の線量を極小化し、がん腫瘤の線量を極大化できます。

肺、肝、脳のがん腫瘤に対しては、定位放射線治療の保険適用があるので、それらでは陽子線治療の必要がないことになります。

ただし定位放射線治療は悪用される恐れがあります。乳がん、腎がん、リンパ節転移、骨転移等（保険適用外のがん種）を「ピンポイント照射」と称し（高額自費を負担させて）治療する施設があるのです。

ことに危険なのは、乳がんに対するピンポイント照射です。ピンポイントという言葉とは裏腹に、乳がんの進展範囲が正確に把握できないため、かなり広い範囲に高線量を照射する必要があり、その結果、肋骨骨折が生じ、皮膚が焼ける結果（永続する赤白茶色のまだら模様の皮膚に変質してしまう可能性が高い。肝心の患部も、高線量照射のため正常組織が永久的に硬化して、がんの遺残・再発と区別しにくくなり、不安をかかえて一生を過ごすことになりがちです。保険適用がないのは、それなりの理由があるからです（一五三頁参照）。

ＩＭＲＴや定位放射線治療が出現したため、陽子線治療の方が適している患者（がいるとして、その数）はごく少数になります。ところが施設は、建築中のものも含めて一〇もある。これはどう考えても過剰で、全国に一施設か二施設あれば十分だと思われます。今後は、施設削減を目指すべきです。

次に重粒子線治療ですが、治療に用いられるのは「炭素線」です。三施設が稼働しており、別に二施設が建設中です。

炭素線の特徴の一つとして、線量が漸減することなく組織中を進み、一定の深さに達すると重粒子が消滅し、その先は組織の被曝線量がほぼゼロになります。陽子線と同じ特徴です。

陽子線と異なる特徴は、一定線量当たりの殺細胞効果が、エックス線の数倍にもなる点です。この特徴があるため、エックス線の効きが悪いとされるがん種（脊索腫や骨肉腫等）に対する治療効果が期待されました。

患者数世界一なのは放射線医学総合研究所（以下「放医研」）で、二〇一二年までに六〇〇〇人以上を治療しています。対象は脊索腫、頭頸部がん、肺がん、肝がん、前立腺がん、直腸がんの骨盤内再発、骨肉腫などです。

ところが、これらは陽子線治療対象がん種と重なっています。つまり陽子線治療に従事している医者たちは、陽子線でも重粒子線でも結果は変らない、と考えているわけです。

現に、陽子線装置と炭素線装置の両方を備える兵庫県立粒子線医療センターでは、同一がん種を両方の装置で治療しています。そして担当医は、治療効果・副作用とも両者で明らかな差を認めていないと語っています。

他方で前述のように陽子線治療は、ＩＭＲＴや定位放射線治療よりも優れているとは言い難い。したがって、重粒子線治療もそれらに対し優位性を主張することはできなくなります。

なぜ重粒子線、陽子線、エックス線の治療成績が変らないのか。最大の理由は、がんが「本物のがん」と「がんもどき」に分かれるからです。治療対象が本物のがんであれば、臓器転移があるので、どんな治療法でも根治することができないのです。

最大の懸念は後遺症

これに対し、がんもどきであれば、臓器転移がないので、原則、放っておいても死ぬ危険がない（拙著『がん放置療法のすすめ』）。

前立腺がんのように（ほとんどが）がんもどきの場合でも、肺がんのように本物のがんが多く含まれる場合でも、治療法によって生存率に違いが出ないのは、けだし当然なのです。

話を重粒子線に戻すと、放医研が発表する治療成績には問題があります。一例が直腸がん術後の骨盤内再発（以下「直腸がん局所再発」）です（『第10回重粒子医科学センターシン

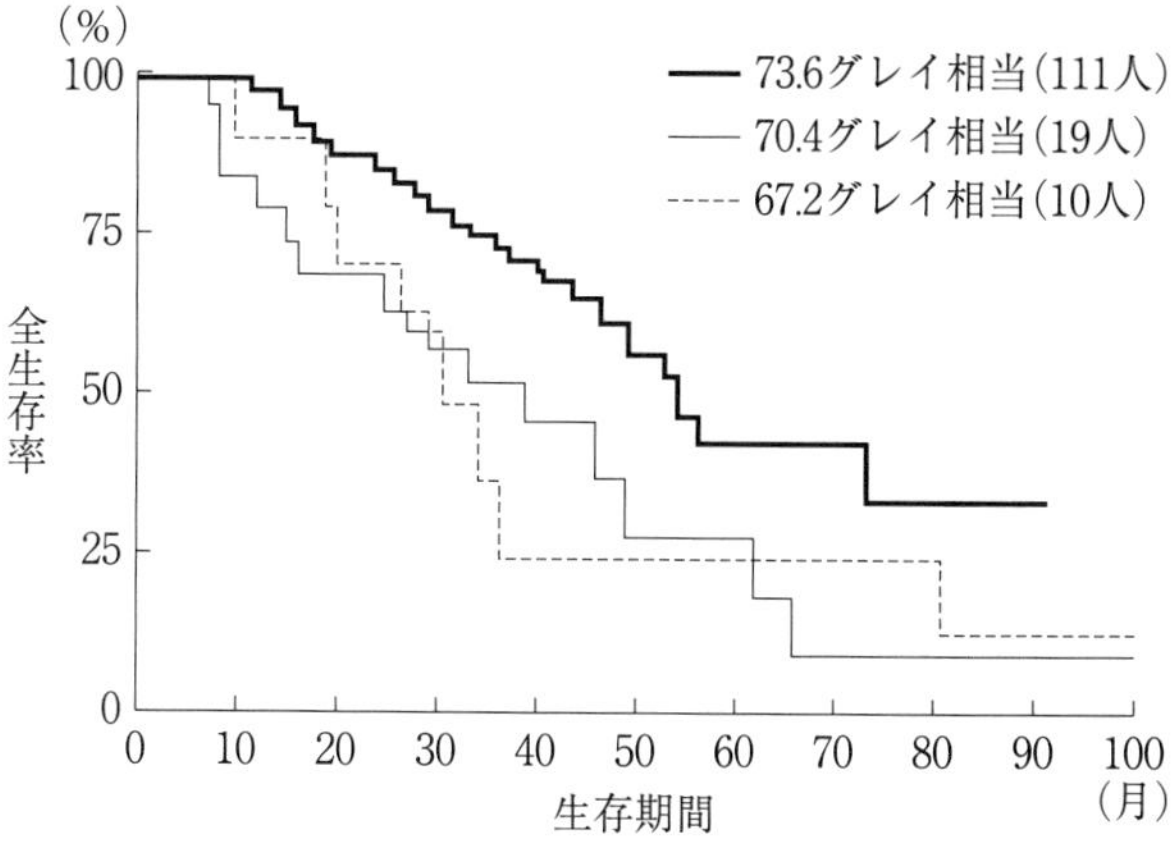

図7 直腸がん局所再発後の全生存率

ポジウム抄録集』二〇一一年)。

図7は直腸がん局所再発の治療成績で、線量別に(三本の)生存曲線が描かれているのは、途中で二度にわたって線量を増やしたからです。グラフでは、高線量グループの生存曲線が図抜けており、報告者もこれを根拠に「極めて良好な成績である」と自画自賛しています。が、高線量群の成績が良好に見えるのは、患者の生死の追跡調査に手抜きがあったからです。

なぜそう断言できるのか。直腸がん局所再発のほとんどは、臓器転移を有する本物のがんだからです。本物のがんは、再発局所を治療しても、早晩、臓器転移のために亡くなるので、生存曲線(見方を変えれば死亡曲線)は「指数関数」の形をとります。

指数関数曲線は（当初）急に下降し、だんだん緩やかになるという、あたかも富士山の輪郭のような窪んだ形になります（**図7**では、低線量グループの曲線がそれに近い）。

しかし高線量グループの曲線は、直線ないし（右上方に向かって）やや凸形をしています。このように指数関数曲線の形をとらないのは、生死調査の手抜きがあったためなのです。

つまり臓器転移によって死んでいる人が、生死調査の手を抜くと、病院データ上は（最終受診日以降も）生きていることになるので、生存率が（真実のそれよりも）高く計算されてしまうのです（実例の数々は拙著『抗がん剤は効かない』）。

もし今からでも生死調査が厳格に施行されれば、高線量グループの生存曲線は、低線量グループのそれとほぼ重なるはずです。がんによる生死という自然現象は、自然界の法則（この場合、指数関数）に従うのです。

他方、重粒子線治療での最大懸念は後遺症です。たとえば子宮頸がんの治療では、重篤な腸管障害を引き起こしています。腸管壊死、腸閉塞、直腸膣瘻（便が膣から出てくる）等でしょうが、実数が公表されないので、何人に生じたのかが分からない。前記抄録には、照射法を再検討したので重篤な腸管障害は「現在では……ほぼなくなっている」と記されています。「ほぼ」というのは（少数なりと）今でも生じていると認める文言です。

先日私が診た患者さんは、口腔内のがんを数年前に放医研の炭素線で治療したあと三ヶ月で、口が数ミリしか開かなくなり、以来、流動食しか食べていないと話していました。口の開閉に関連する筋肉が収縮・硬化したものでしょう。また近時、照射部の頬が凹んできて、外出時にはマスクが欠かせなくなったと。エックス線治療であれば起こらぬ後遺症です。その上肝心の口腔内がんが再発しており、照射した範囲の内外に広がっていました。

要するに、粒子線がエックス線に勝る証拠はなく、劣る可能性すらあります。なのに、粒子線施設がどんどん増えていく。――税金の無駄使いであり、徹底的な見直しが必要です。もし粒子線施設を存続させたいなら、比較試験が必要です。患者を二群に分け、片方はエックス線で、他方は粒子線で治療するのです。その試験結果なしに、保険適用を認めてはなりません。

つくづく思うのですが、日本では本当に大切なことがなおざりにされ、がん治療全体がバランスの悪い、ゆがんだものになっています。放射線で治療されるべき患者が手術され臓器を失っているのです。実例を挙げましょう。

食道がん手術は、開胸・開腹し（代用食道として）胃袋を胸に吊り上げる大手術で、術死率が高く、日常生活の質（QOL）が悪くなります。それなのに生存成績は、放射線と抗がん剤を併用して食道を残す「化学放射線療法」と変らないのです。

たとえばフランスでの比較試験では、T3という進行度の患者全員に化学放射線療法を行い（放射線量は中等度）、がん腫瘤が縮小した（六割の）患者たちを二群に分け、片方には食道全摘術を行い、他方には化学放射線療法を追加しました。結果、両群の生存曲線は重なっています（J Clin Oncol 2007; 25: 1160）。

次に、筋層に浸潤した膀胱がんを見ると、日本ではほぼ全員が膀胱全摘術になっている。結果、集尿袋を腹部に装着することになり、QOLが落ち、身体障害者と認定されます。ところが欧米では昔から、放射線で膀胱を温存する方法が確立していて、それをメインとする国もあるのです。

そして比較試験では、化学放射線療法の成績は、放射線（単独）治療よりも良好です（N Engl J Med 2012; 366: 1477）。欧米では今後、化学放射線療法が標準治療になるでしょう。が、日本では一向に変化の兆しがない。

手術大国は崩壊する

子宮頸がんは、1期から4期まで分かれるうち、1b期以上では（手術となると）広汎子宮全摘術です。が、リンパ節切除のときに周辺の神経をブチブチ切るため、排尿障害がほぼ全員に生じ、リンパ液が停滞して足がむくむ。他面、がんを取りきれないことが多く、術後に放射線治療が追加されるので、QOLを一層悪化させます。

そのため欧米では、ずっと以前から、2b期以上は放射線が標準治療でした。1b期、2a期では比較試験で、手術と放射線治療の生存率が変らず、手術後のQOLが悪いことが示され（Lancet 1997; 350: 535）、放射線が標準治療になっています。

しかし日本では、ほぼすべての1b期患者が、2b期でも五割が、広汎子宮全摘術を受けているのです。

舌がんも、ごく浅い病変であれば、手術だけで十分です。が、病変が少し深くなると、舌をかなりの範囲切除するため、他所から筋肉を移植して残舌につなげるのですが、それでも発声障害や嚥下障害が生じ、ロレツが廻らなくなって、多くの人が職を失います。

欧米では「小線源治療」という、「放射性同位元素」を一時的に舌に刺入する方法が標準治療です。しかし日本では、手術が八割にも行われており、患者は（小線源治療ならば生じない）QOL低下に苦しんでいる。

以上は、全員を放射線単独（もしくは化学放射線療法）で治療すべき代表的な固形がんです。ただ、これらのがん種で治療法の変更が実現すると、外科医、泌尿器科医、婦人科医、耳鼻科医は仕事の多くを失います。そのため頑強に抵抗するでしょう。

この変更作業を放射線科医に期待することはできない。彼らは病院内で、手術医たちの下僕や下女のように扱われてきた歴史があり、今でも言いたいことが言えないでいるのです。がんセンターでも大学病院でもそうです。その歴史が、放射線科医をして（手術医と競合しない）手術不能がんの治療や粒子線治療に逃げ込ませた原因でしょう。

しかし読者は、自分ががんにかかったときのことを思って悲観する必要はありません。あなた方は手術医を凌駕する力、すなわち治療法の選択権を握っているからです。欠けているのは、どの固形がんにどういう治療法が向いているかという情報だけです。正しい情報を得て患者・家族が自ら行動すれば、手術医が阻止することは難しく、手術大国は明日にも崩壊します。ただしセカンドオピニオンを聞きに行くときは、診察室の扉の向こう側での医者同士の談合を避けるため、別病院の放射線治療科を訪ねるべきです。

2　免疫療法は詐欺商法

免疫療法は先進医療と認められるまでに、栄枯盛衰の歴史がありました。概観すると、古くは「丸山ワクチン」が広く患者の支持を得ましたが、専門家からは疑惑の目で見られ、免疫療法剤として認可されずじまいでした。

これに対し正式認可された「クレスチン」と「ピシバニール」は、八〇年代にはそれぞれが（毎年）数百億円を売り上げるまでになった。しかし、効かない（延命効果がない）、データ的根拠がない等の批判を浴びて衰退。

他方、免疫関連物質である「インターロイキン２」を多量に注射すると、がん腫瘤が縮小するケースがあることが分かり、期待をもたせました。が、死者が出るほどの強烈な副作用があるため、普及しなかった。

このような状況下、九〇年代の学会講演で、免疫療法を研究していた（学会長である）外科教授は「免疫療法は、手術、放射線、抗がん剤に並ぶ、がん治療四番目の柱として期待されたが、期待はずれだった」と述べていました。

ところが二一世紀の今日、免疫療法はかつてない隆盛と期待のうちにあります。最大原因は、リンパ球等の「免疫細胞」を治療に用い始めたことでしょう。現在、先進医療になっているのも「免疫細胞療法」です。

たとえば久留米大学病院等の五病院が「自己腫瘍・組織を用いた活性化自己リンパ球移入療法」を、東京女子医科大学病院等の六病院が「樹状細胞および腫瘍抗原ペプチドを用いたがんワクチン療法」を施行しています。市井でも、瀬田クリニックグループ等の免疫細胞療法クリニックが大増殖中です。

しかし免疫細胞療法は、じつは原理的にみて有効になりがたい方法なのです。それが分かれば、熱も一度に冷めるでしょう。ただし理解のためには、免疫の基礎から知る必要があります。

宣伝上手で隆盛に

リンパ球等からなる「免疫系」の目的は、細菌やウイルス等の「外敵」から体を守ることにあります。仮に免疫系がなかったら、人は存在できません。ところが免疫系は強力なので、もし自身の細胞に攻撃を仕掛けたら、人は滅びてしまいます。

そこで免疫系は、自分自身の細胞（以下「自己」）と外敵（「非自己」）を区別する方法を見出しました。

人の各細胞は二万個以上の遺伝子（のセット）を有し、それらが設計図となってアミノ酸を結合させ、五万種以上の「タンパク」が作り出されます。もっとも平時は全部の遺伝子が働いているのではなく、細胞内タンパクの種類は限られています。他方、タンパクよりも短いアミノ酸の結合体を「ペプチド」といいます。

免疫系が働くためには、細胞内のタンパクが酵素によって裁断され「ペプチド」になり、細胞膜上に展示される必要があります。デパート外壁のショーウィンドーに店内商品が見本として展示されるのに似ています。

ただしデパートと異なり、①細胞は原則として全てのタンパクを（ペプチドにして）展示し、②ショーウィンドーのガラスのように遮る物はないので、外部の免疫細胞はペプチドに直接接触できます。この接触が「自己」と「非自己」を見分ける前提作業です。

ところで胎生期には、ある巧妙な仕組みにより、無数に近い種類のリンパ球が生み出されます（その発見でノーベル賞を取ったのが利根川進氏）。

一個のリンパ球は、ある特定のペプチド（を持つ細胞。以下同じ）に結合でき、別のペプチドには結合できないのが原則です。しかし、体内に存在するリンパ球のそれぞれが異なるペプチドに結合できるので、免疫系全体としては、無数の種類のペプチドに結合する能力を獲得しています。

さらに巧妙なことに、自己ペプチドと結合できるリンパ球は（残しておくと将来、自己細胞を攻撃するため危険なので）、胎生期に取り除かれてしまいます。結果体内には、自己ペプチドと結合できなかったリンパ球だけが残ります。が、その種類はなお無数に近く、将来どのような外敵が侵入しても、それらを「非自己」と認識するに十分です。

さて、外敵が体内に侵入したときは、「樹状細胞」という免疫細胞がそれらを取り込み、タンパクを裁断して、膜上に外敵ペプチドを展示します。すると、これに結合するリンパ球が集まってくるので、樹状細胞は指令を出して、そのリンパ球を分裂・増殖させる。こうして、外敵ペプチドに対抗するに十分な数の「兵隊リンパ球」が出来るのです。

他方でウイルスのような外敵は、正常細胞にも侵入します。すると細胞内で外敵タンパクが裁断され、細胞膜上に外敵ペプチドが展示される。兵隊リンパ球はこれを認識して攻撃し、その細胞を死滅させるのです。

注意すべきは、樹状細胞は新しい種類の兵隊リンパ球を無から作り出すのではなく、すでに存在するリンパ球集団の中から、適したリンパ球を選んで増殖させる点です。

ところで、「自己腫瘍・組織を用いた活性化自己リンパ球移入療法」や「樹状細胞および腫瘍抗原ペプチドを用いたがんワクチン療法」の宣伝文句を見ると、「樹状細胞は外敵を認識して、兵隊リンパ球を増殖させる」等と言っています。

しかしがん細胞は、正常細胞と同じ遺伝子セットを持っているので、タンパクもペプチドも正常細胞と共通しています。したがって、兵隊リンパ球が体内に無数存在しても、がん細胞を「非自己」とは認識できず、ひいては攻撃もできない。他方で免疫細胞療法はどのようにしても、「自己」を攻撃するような新しい種類の兵隊リンパ球を生み出すことができない。――免疫細胞療法は失敗を運命づけられているのではないでしょうか。

免疫細胞療法にとっての希望は「変異遺伝子」です。がん細胞は、正常細胞の遺伝子が変異して出来たものなので、変異遺伝子を設計図とした（変異）タンパクが存在するはずです。この変異タンパクは、アミノ酸配列が異なる新種のタンパクですから「非自己」といえます。

それゆえ、がん細胞が発生して間もなく、非自己ペプチドを樹状細胞が認識し、兵隊リンパ球を増殖させ、がん細胞を排除してしまう可能性は残ります。が、患者のがん細胞は通常（種々の）変異タンパクを有しているので、免疫系が「非自己」と認識・殲滅できなかったことを示しています。

仮に免疫系にがん細胞を排除できる能力があるとすると、その可能性が最も高いのは、がん細胞が数個から数百個程度と数少ない時期であるはずです。ところが、がんと診断された患者の体内には、最低でも一〇億個の細胞があり、末期がんともなれば一兆個に近い。がん腫瘤がその大きさに育っているのは、免疫系が闘いに負けた何よりの証拠なのです。相手（がん細胞）の数が少なくても負けたのに、億倍になっても勝てると思うのは非合理な話です。免疫細胞療法は、理論的にも現実的にも破綻しています。先進医療の看板を下ろし、続けるなら、実験として無料で施行すべきです。

それなのに免疫細胞療法クリニックが隆盛である理由は、宣伝上手にあるでしょう。ネットに免疫療法の広告バナーが数限りなく出現するのがその一例ですが、信用力があるマスコミを巻き込むことも怠らない。

二〇一二年二月六日のＮＨＫ「あさイチ」という番組で「驚き！がんワクチン治療最前線」という特集が放映されました。ＮＨＫのホームページには「すい臓がんでもう治療法がないと言われたものの、肝臓に転移した腫瘍が消え、家族旅行を楽しめるまでに回復した30代の主婦」を紹介したと書かれています。

私自身は番組を見逃したので、おや、どうしたことだろう、と考えていたところ、「市民のためのがん治療の会　ニュースレター2012年2号」が目にとまりました。NHKで紹介された患者さんの主治医の講演要旨とともに、肝臓病変が増大して縮小・消失するまでのCT所見が載っていたからです。

しかしそれは、肝転移とは言いがたい所見でした。病変内部が均一で、厚みが一定な（造影剤による）リング状の濃染像が周辺を取り巻いていることから、肝膿瘍（つまり感染病変）と思われます。同僚の放射線科医数人も同意見でした。感染症であれば、自然に縮小するのも得心できます。

日本だけの特殊現象

比較試験で好成績が出れば、それも大きな宣伝材料になります。この点国立がん研究センターでの比較試験（Lancet 2000; 356: 802）が宣伝によく使われています。

試験では、肝がん切除後の患者を二群に分け、片方は何もせず、他方に「活性化自己リンパ球移入療法」を施行しています。結果、五年後の「無再発率」が前者二二％に対し後者三八％。これが宣伝に使われます。

しかし肝がん再発の有無は、ＣＴ等の検査をしなければ分からないため、仮に検査時期を恣意的に変更すれば、再発率を上げるも下げるも担当医の意のままになる。それゆえ再発は治療成績の判定には使えず、成績比較は「全死亡率」によらねばならないとされています（前掲『抗がん剤は効かない』）。

そしてその試験では、両群の全生存率に違いがなかった。――このような試験結果を厚顔にも宣伝に使うので、患者・家族が惑わされるのです。

極めつきは「プロベンジ」の治療成績でしょう。プロベンジは転移性かつホルモン治療抵抗性の前立腺がんに対する「樹状細胞ペプチドワクチン」で、米国食品医薬品局（ＦＤＡ）が二〇一〇年四月に認可しました。

プロベンジは三回の治療で九万三〇〇〇ドル（一ドル九〇円換算で八三七万円）。日本から米国に渡って治療を受ける患者もおり、特許切れまでに全世界で九兆円を稼ぐのではとの声もあります。日本で大流行中の「樹状細胞」を用いた免疫細胞療法も、プロベンジの成功に後押しされています。

認可の根拠は、ある比較試験の結果です（N Engl J Med 2010; 363: 411）。が、どんなに

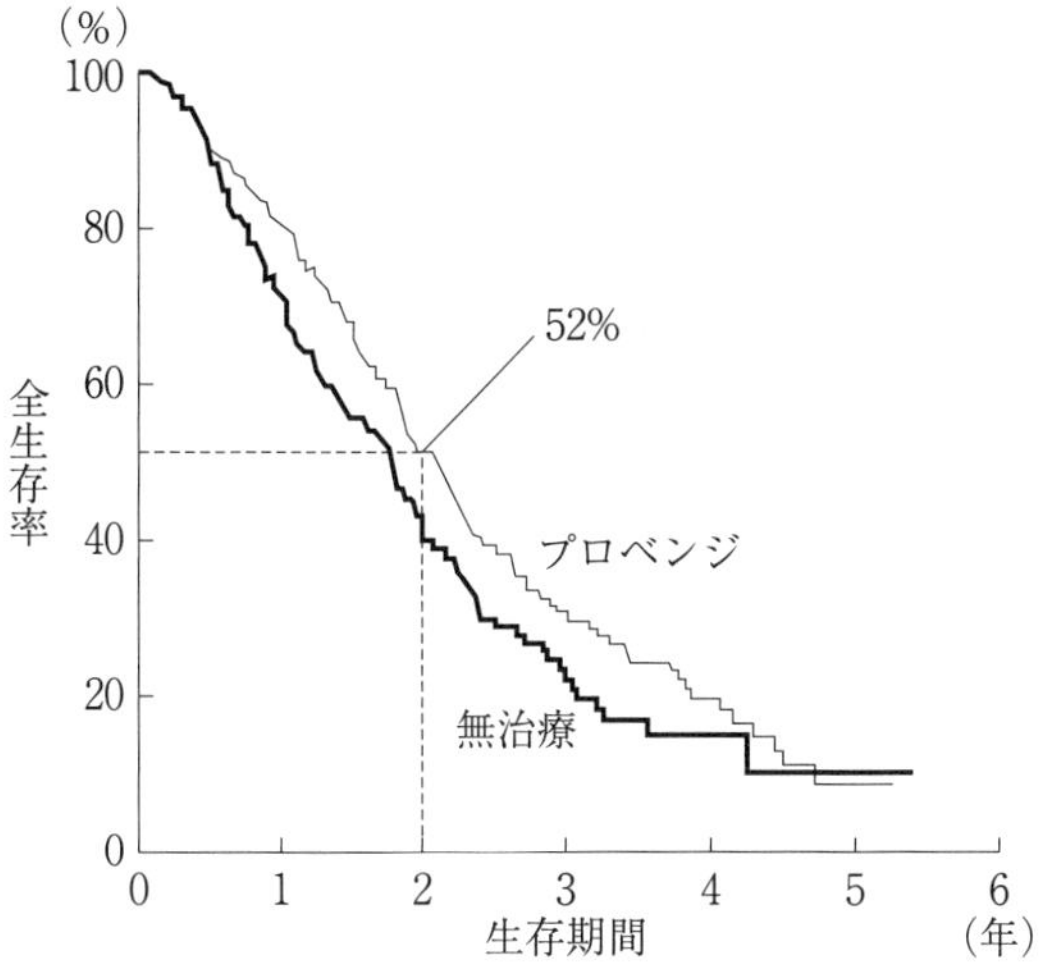

患者数

プロベンジ	(341)	274	(129)	49	14	1
無治療	171	123	55	19	4	1

図8　転移性前立腺がんのプロベンジ投与と無治療の比較試験

画期的かと見れば、延命効果は四ヶ月前後（**図8**）。しかもこの論文にはウソがあります。それは、患者全員の生死を（完全に）追跡調査したと述べている点で、じつは調査は完全ではなかったのです。グラフを見れば分かります。

たとえばプロベンジ群の（二年目の）生存率は、グラフからは五二％と読みとれる。しかし図の下に記されている患者数から計算すると、二年生存率は（一二九人÷三四一人で）三八％にしかならない。もし生死調査が完全だったとしたら、この三八％が実際の生存率なのです。グラフでは五二％になっているのは、追跡できなかった患者たち（対象が転移性がんなので全員死亡したはず）の数人ないし数十人を、治療開始後二年内のどこかで生存していると扱ったからです。——こうしたトリックを取り除けば、プロベンジ群の生存曲線は無治療のそれと重なるでしょう。

少し話が広がりますが、固形がんに抗がん剤が効く（延命効果がある）という神話は、このようなテクニックを用いた試験論文が積み重ねられて形成されてきました。胃がん術後患者に「ティーエスワン」という抗がん剤を使ったら延命効果が見られたという（日本の専門家たちが誇る、日本で行われた）比較試験でも、このテクニックが用いられていま す（J Clin Oncol 2011; 29: 4387 中の図2参照）。

話を戻すと、誤りを含む論文を根拠としてプロベンジを認可したのは大きな間違いです。FDAも最近は、その運営資金の多くを製薬会社に頼るようになりました。産業・経済が不振の米国では、製薬業が成長の担い手として期待されていることもあり、FDAは誤りを知りながら認可した可能性があります（製薬会社はもちろん知っていたはず。論文著者に製薬会社社員が三人も名を連ねている）。

免疫細胞療法には、以上のような原理的・現実的欠陥があるのに、免疫療法クリニックが効能を謳って患者を集め高額料金を徴収するのは詐欺に等しい。欧米で同じことをすれば医師免許が剝奪されます。免疫療法クリニックは日本だけの特殊現象なのです。

免疫療法クリニックのホームページを見ると、元大学病院長や医学部教授らが顧問として名を連ねています。彼らは広告塔としての役目を果たし、大学教授として働く以上の金銭を与えられると聞きます。お金に目がくらみ、患者・家族を裏切る行為に手を貸すとは情けない。免疫療法にはこのように、日本医療の欠陥（と医療倫理の欠如）が凝縮しているのです。

第5章　がん治療で殺されない七つの秘訣

最後に、がん治療や医者によって殺されないための一般的な心得についてまとめておきましょう。

こういうことを言うのは同業者として本当に残念ですが、がん治療にかかわる医者たちは、しばしば不正直で、よくウソをつきます。それが、患者・家族が「こんなはずではなかった」と後悔する最大の原因になっています。したがって、医者や治療に殺されないための秘訣も、医者のウソを見抜く方法が主になります。

秘訣1　手術医と抗がん剤治療医を信じてはいけない

内臓の手術や抗がん剤治療は、もし目の前の医者が本当のことを言ったら、受ける患者が激減します。米国の最新の研究では、抗がん剤治療を受けている（転移があって治らない）肺がん患者の七割が、大腸がんでは八割が、自分のがんが抗がん剤で治る可能性があると（誤って）思い込んでいました（N Engl J Med 2012; 367 : 1616）。手術でも同じです。世界中のどの国でも、抗がん剤治療医や手術医は、患者・家族の誤った認識を正そうとせず、誤解や錯覚に乗じて治療を受けさせ、経済的利益を得ているのです。

秘訣２　「余命三ヶ月」はありえない

初診した患者が元気なのに、「余命三ヶ月」とか「半年」とか告げられたら、その医者はウソつきです。初対面で余命を判断することは無理だし、仮にがんの転移があっても、歩くことができ、無症状で元気なら、放っておいても半年や一年では死なないのです。いきなり余命を告げるのは、患者・家族を脅して強引に治療に落とし込む意図があるからで、そういう医者や病院は即刻見限るべきです。

秘訣３　治療法には必ず選択肢がある

どの臓器の、どういう進行度のがんでも、治療法や対処法が複数あります。臓器を残す治療法を選べば、治療死が少なくなります。

苦痛等の症状があって辛かったら、鎮痛剤等の体がラクになる方法を選びましょう。体がラクになると生命力が回復し、寿命が延びるのです。

転移に対処するのに、毒性が強い抗がん剤は厳禁です。

秘訣4　無治療が最高の延命策

転移があっても、苦痛等の症状がなければ、治療しないで様子を見るのが一番確実に寿命を延ばします。転移が増大し、症状が出てきたら、体がラクになるような治療を受けましょう。

健康なのに検査で発見されたがんは、放置を原則とすべきです。治療を受けても、より健康になることはなく、治療死したり、寿命を縮める可能性が高いからです。

秘訣5　セカンドオピニオンは違う病院の別の診療科を訪ねる

がんと告げられたとき別の医者に意見を聞く人が増えてきました。しかし勘三郎さんの一件で知れるように、チーム医療は幻想なので、同じ病院で意見を求めるのは危険です。また病院を変えても、同じ診療科目の医者だと、金太郎アメに似て、初診医と同じ意見しか聞けないことになります。大学の系列が違う病院の、別の診療科目の医者を訪ねることが肝腎です。

秘訣6　検査を受けないのが最良の健康法

無症状のときに人間ドックや健診で発見される「がん」は、圧倒的多数が「がんもどき」です。ときに「本物のがん」が混じっていますが、それは他の臓器に転移があるので、早めに見つけても治りません。結局、「もどき」であっても、「本物」であっても、検査で見つけだして治療すると、寿命を縮めます。

したがって、無症状で健康な人が老人健診や人間ドック等に近寄るのは厳禁です。職場で健診を強制されている方は、担当者と交渉して、できるだけ検査項目を減らし、がんが発見される可能性を少なくしましょう。検査を避けることが最良の健康法なのです。

秘訣7　がんとの共生をモットーにしよう

がん細胞は正常細胞から分かれたもので、構造や機能がほぼ共通しています。がんとは、いわば細胞の老化現象であり、自分自身の一部です。とすれば、自分自身と闘うことに無理はないでしょうか。自分の体に攻撃を仕掛けるから、治療や医者に殺されてしまうのです。

これからのモットーは、「闘う」ではなく「共生」にすべきです。具体的には、がんが暴れださない限り（発見しても）そっとしておく。検査して体をくまなく調べれば、がんが発見されるかもしれないけれども、せっかく寝ている子は起こさない。もし暴れだしたら、手なずける程度の治療や対処をする。決して（がんの）宿り主たる本人を滅ぼすような治療は受けない。――こうした意志を固めることができたなら、生きていくことがラクになり、かつ、長寿が得られることは確実です。

あとがき

私はこれまで『文藝春秋』誌に論文を何本か寄せてきました。なかでも一番反響が大きかったのは、抗がん剤の無意味を説いた論文です（二〇一一年一月号）。患者・家族にとっては初耳、医者たちにとってはビジネス妨害行為だったからだと思われます。それに関する興味深いエピソードを紹介しましょう。

その原稿の掲載後まもなく、国立がん研究センターの抗がん剤治療専門医（腫瘍内科医）K氏らが連名で、『週刊文春』（同年一月二〇日号）に「『抗がん剤は効かない』は本当か!?」という反論記事を載せました。

しかし、内容が牽強付会だったので、『週刊文春』の次号に「抗がん剤はそれでも効かない」という論文を書いて再反論しました（これらは『抗がん剤は効かない』文藝春秋刊に収録）。K氏らからの再々反論はなく、論争はそのまま収束しました。

ところが翌年になって（二〇一二年五月）、『文藝春秋』編集部が打診したところ、K氏が私との対談を承諾したというのです。彼はこの間、某私立医科大学の腫瘍内科教授に栄転しており、自由に発言できるようになった影響もあるらしい。

実を言うと、がん治療についての対談は、気が重い作業です。意見がほとんど同じ場合の「なあなあ対談」と異なり、主張の真偽判定を読者に委ねる「ガチンコ対談」になることが目に見えているからです。その場合、どちらかが勝って、どちらかが負けることになる。——できることなら避けたい、というのが偽らざるところです。

同じ気持ちは、対談相手も抱くはずです。実際、以前から（手術や抗がん剤の）権威たちに（私の担当）編集者たちがしばしば対談を申し込んできたのですが、「私には何の得もない」「私の将来を保証してくれますか」等の理由でことごとく断られてきたという経緯があります。

それなのに、K氏が承諾したからには、並々ならぬ自信があるに違いない。これまでの私の立論になにか欠陥を見つけ、これなら勝てると踏んだものか？——私はにわかに不安になりました。

しかし、断るわけにはいかない。もし断れば、「近藤は敵前逃亡した」「抗がん剤が効かないというのはウソだ」との噂が、その日のうちに日本中の腫瘍内科医の間を駆けめぐるはずだからです。——どんなに気が重くても、対談を引きうけるしかないのです。

対談日は八月初旬に設定されました。それまで二ヶ月以上あったので、私は土日も含め空き時間すべてを準備に当てました。ダンボール数箱分の英文論文をもう一度読み込んで、見直したのです。——これまでの言説に間違いがないことが確認でき、枕を高くして眠れるようになったのは七月中旬になってからです。

ところが、です。七月下旬に、編集部員が面会を求めてきました。会うと、K氏が対談を断ってきたというのです。なんでも私の本を読んだら、自分が準備不足であることが分かった、この話はなかったことにしてください、ですと。

いやはや。対談を先に承諾した側からキャンセルするのは前代未聞でしょう。どうもK氏は、論争後に出版した『抗がん剤は効かない』や『がん放置療法のすすめ』を読まずにいたらしい。そして、対談準備のために読んでみて愕然とした。——そうとでも考えないと、辻褄が合わないのです。そこから推して、私の意見に反対している医者たちも、きちんと読まれていないのではないか。

ひるがえって、前述したK氏らの『週刊文春』での反論記事も、私の『文藝春秋』論文を読まずに記者に語ったものでしょう。そう考えると、私への反論になっていないことに納得がいきます。

ともかく対談が流れたので、そのままでは誌面に穴が開きます。そこで編集部は私に（単独での）執筆を依頼してきました。それが本書第4章に転載した、粒子線治療と免疫療法に関する原稿です。

それにしても、です。抗がん剤治療のリーダー格で、大学教授ともあろう方が、対談に臨んで抗がん剤の有効性を主張することができない。その一方で、大学病院の外来では今も抗がん剤を使い続けている。——抗がん剤治療が根拠なく行われていることがよく分かります。がん手術やがん検診も同じです。

ところで私は、二〇一四年三月に慶應大学の定年を迎えます。その後は診療から離れ、がん研究所を設立し、研究と執筆に専念する計画でした。それでその趣旨を前著『がん放置療法のすすめ』で公表すると、外来を訪れる新患・旧患たちから「なにか問題が生じたときに相談できる窓口がほしい」と口々に訴えられ、どうしようかと迷う事態に陥りました。そんな中、第六〇回菊池寛賞を授けられたことは「今後も患者たちに手をさしのべよ」との天啓とも思われ、セカンドオピニオン外来を開設する決心をしたところです。初診希望患者が増え、慶應病院の外来予約が取りにくくなっていることもあり、早急に（慶應病院の休日を利用して病院外で）施行すべく準備をしています（「近藤誠がん研究所・セカンドオピニオン外来」URL http://www.kondo-makoto.com/）。

最後になりましたが、『日刊ゲンダイ』連載時にお世話になった井上克典さん、文藝春秋の松井清人、嶋津弘章、西泰志さんらに感謝を捧げます。

本書が、専門家たちの欺瞞に社会の人びとが気づくきっかけになってくれることを切に願います。

二〇一三年三月

近藤　誠

近藤誠（こんどう　まこと）
1948年生まれ。73年、慶應義塾大学医学部卒業。同年、同大学医学部放射線科入局。79〜80年、米国へ留学。83年より同大学医学部放射線科講師。がんの放射線治療を専門とし、乳房温存療法のパイオニアとして知られる。患者本位の治療を実現するために、医療の情報公開を積極的にすすめる。著書に『がん放置療法のすすめ』（文春新書）、『患者よ、がんと闘うな』（文春文庫）、『抗がん剤は効かない』（文藝春秋）、『あなたの癌は、がんもどき』（梧桐書院）、『医者に殺されない47の心得』（アスコム）他多数。2012年第60回菊池寛賞受賞。

文春新書

913

がん治療《ちりよう》で殺《ころ》されない七《なな》つの秘訣《ひけつ》

2013年（平成25年）4月20日　第1刷発行
2013年（平成25年）5月5日　第2刷発行

著者　近藤　誠
発行者　飯窪成幸
発行所　株式会社　文藝春秋

〒102-8008　東京都千代田区紀尾井町3-23
電話（03）3265-1211（代表）

印刷所　理想社
付物印刷　大日本印刷
製本所　大口製本

定価はカバーに表示してあります。
万一、落丁・乱丁の場合は小社製作部宛お送り下さい。
送料小社負担でお取替え致します。

ISBN978-4-16-660913-0

◆日本の歴史

日本神話の英雄たち　林 道義
日本神話の女神たち　林 道義
古墳とヤマト政権　白石太一郎
一万年の天皇　上田 篤
謎の大王 継体天皇　水谷千秋
謎の豪族 蘇我氏　水谷千秋
謎の渡来人 秦氏　水谷千秋
女帝と譲位の古代史　水谷千秋
孝明天皇と「一会桑」　家近良樹
天皇陵の謎　矢澤高太郎
四代の天皇と女性たち　小田部雄次
対論 昭和天皇　原 武史・保阪正康
昭和天皇の履歴書　文春新書編集部編
昭和天皇と美智子妃 その危機に　加藤恭子・田島恭二監修
皇族と帝国陸海軍　浅見雅男
平成の天皇と皇室　高橋 紘

皇位継承　高橋 紘・所 功
美智子皇后と雅子妃　福田和也
天皇はなぜ万世一系なのか　本郷和人
皇太子と雅子妃の運命　文藝春秋編
戦国武将の遺言状　小澤富夫
江戸の都市計画　童門冬二
徳川将軍家の結婚　山本博文
江戸城・大奥の秘密　安藤優一郎
幕末下級武士のリストラ戦記　安藤優一郎
旗本夫人が見た江戸のたそがれ　深沢秋男
徳川家が見た幕末維新　徳川宗英
伊勢詣と江戸の旅　金森敦子
甦る海上の道・日本と琉球　谷川健一
合戦の日本地図　武光 誠・合戦研究会
大名の日本地図　中嶋繁雄
名城の日本地図　西ヶ谷恭弘・日竎貞夫
県民性の日本地図　武光 誠
宗教の日本地図　武光 誠

白虎隊　中村彰彦
新選組紀行　中村彰彦・神長文夫
福沢諭吉の真実　平山 洋
元老 西園寺公望　伊藤之雄
山県有朋 愚直な権力者の生涯　伊藤之雄
渋沢家三代　佐野眞一
明治のサムライ　太田尚樹
「坂の上の雲」100人の名言　東谷 暁
日露戦争 勝利のあとの誤算　黒岩比佐子
徹底検証 日清・日露戦争　半藤一利・秦郁彦・原剛・松本健一・戸髙一成
鎮魂 吉田満とその時代　粕谷一希
旧制高校物語　秦 郁彦
日本を滅ぼした国防方針　黒野 耐
ハル・ノートを書いた男　須藤眞志
日本のいちばん長い夏　半藤一利編
昭和陸海軍の失敗　半藤一利・秦郁彦・平間洋一・保阪正康・黒野耐・戸髙一成・戸部良一・福田和也
あの戦争になぜ負けたのか　半藤一利・保阪正康・中西輝政・戸髙一成・福田和也・加藤陽子
二十世紀 日本の戦争　阿川弘之・猪瀬直樹・中西輝政・秦郁彦・福田和也

零戦と戦艦大和　半藤一利・秦郁彦・前間孝則・鎌田伸一・戸髙一成・江畑謙介・兵頭二十八・福田和也・清水政彦
十七歳の硫黄島　秋草鶴次
指揮官の決断　満州とアッツの将軍　樋口季一郎　早坂　隆
松井石根と南京事件の真実　早坂　隆
硫黄島　栗林中将の最期　梯　久美子
特攻とは何か　森　史朗
銀時計の特攻　江森敬治
帝国陸軍の栄光と転落　別宮暖朗
帝国海軍の勝利と滅亡　別宮暖朗
日本兵捕虜は何をしゃべったか　山本武利
幻の終戦工作　竹内修司
東京裁判を正しく読む　牛村　圭・日暮吉延
昭和史の論点　坂本多加雄・秦　郁彦・半藤一利・保阪正康
昭和の名将と愚将　半藤一利・保阪正康
昭和史入門　保阪正康
対談　昭和史発掘　松本清張
昭和十二年の「週刊文春」　菊池信平編
昭和二十年の「文藝春秋」　文春新書編集部編

「昭和80年」戦後の読み方　中曾根康弘・西部邁・松井孝典・松本健一
誰も「戦後」を覚えていない　鴨下信一
誰も「戦後」を覚えていない［昭和20年代後半篇］　鴨下信一
誰も「戦後」を覚えていない［昭和30年代篇］　鴨下信一
ユリ・ゲラーがやってきた　鴨下信一
評伝　若泉敬——愛国の密使　森田吉彦
同時代も歴史である　一九七九年問題　坪内祐三
シェーの時代　泉　麻人
昭和の遺書　梯　久美子
父が子に教える昭和史　福田和也ほか
原発と原爆　有馬哲夫
歴史人口学で見た日本　速水　融
コメを選んだ日本の歴史　原田信男
閨閥の日本史　中嶋繁雄
名字と日本人　武光　誠
日本の童貞　渋谷知美
日本の偽書　藤原　明
明治・大正・昭和　30の「真実」　三代史研究会

明治・大正・昭和史　話のたね100　三代史研究会
日本文明77の鍵　梅棹忠夫編著
「悪所」の民俗誌　沖浦和光
旅芸人のいた風景　沖浦和光
貧民の帝都　塩見鮮一郎
中世の貧民　塩見鮮一郎
手紙のなかの日本人　半藤一利
日本型リーダーはなぜ失敗するのか　半藤一利
「阿修羅像」の真実　長部日出雄
日本人の誇り　藤原正彦
謎とき平清盛　本郷和人
よみがえる昭和天皇　辺見じゅん・保阪正康
高橋是清と井上準之助　鈴木　隆
信長の血統　山本博文

◆政治の世界

美しい国へ　安倍晋三
体制維新——大阪都　橋下徹 堺屋太一
日本のインテリジェンス機関　大森義夫
田中角栄失脚　塩田潮
政治家失格 なぜ日本の政治はダメなのか　田﨑史郎
女子の本懐　小池百合子
実録 政治vs.特捜検察 ある女性秘書の告白　塩野谷晶
体験ルポ 国会議員に立候補する　若林亜紀
鳩山一族 その金脈と血脈　佐野眞一
民主党が日本経済を破壊する　与謝野馨
世襲議員のからくり　上杉隆
小沢一郎 50の謎を解く　後藤謙次
日本国憲法を考える　西修
憲法の常識 常識の憲法　百地章
ここがおかしい、外国人参政権　井上薫
CIA 失敗の研究　落合浩太郎

決断できない日本　ケビン・メア
オバマ大統領　村田晃嗣 渡辺靖
独裁者プーチン　名越健郎
ジャパン・ハンド　春原剛
拒否できない日本　関岡英之
司馬遼太郎 リーダーの条件　半藤一利・磯田道史 鴨下信一他
日本人へ リーダー篇　塩野七生
日本人へ 国家と歴史篇　塩野七生
財務官僚の出世と人事　岸宣仁
公共事業が日本を救う　藤井聡
日本破滅論　藤井聡 中野剛志
日米同盟vs.中国・北朝鮮 アーミテージ・ナイ緊急提言　リチャード・L・アーミテージ ジョセフ・S・ナイJr. 春原剛
郵政崩壊とTPP　東谷暁
テレビは総理を殺したか　菊池正史
日中もし戦わば　マイケル・グリーン 張宇燕・春原剛 富坂聰
自滅するアメリカ帝国　伊藤貫
政治の修羅場　鈴木宗男
地方維新vs.土着権力　八幡和郎

特捜検察は誰を逮捕したいか　大島真生

◆経済と企業

マネー敗戦　吉川元忠
新・マネー敗戦　岩本沙弓
強欲資本主義 ウォール街の自爆　神谷秀樹
ゴールドマン・サックス研究 世界経済崩壊の真相　神谷秀樹
黒字亡国 対米黒字が日本経済を殺す　三國陽夫
石油の支配者　浜田和幸
金融工学、こんなに面白い　野口悠紀雄
定年後の8万時間に挑む　加藤 仁
人生後半戦のポートフォリオ　水木 楊
霞が関埋蔵金男が明かす「お国の経済」　髙橋洋一
臆病者のための株入門　橘 玲
臆病者のための裁判入門　橘 玲
企業危機管理 実戦論　田中辰巳
企業コンプライアンス　後藤啓二
ハイブリッド　木野龍逸
日本企業モラルハザード史　有森 隆

熱湯経営　樋口武男
先の先を読め　樋口武男
オンリーワンは創意である　町田勝彦
明日のリーダーのために　葛西敬之
インド IT革命の驚異　榊原英資
東電帝国 その失敗の本質　志村嘉一郎
サイバー・テロ 日米vs.中国　土屋大洋

＊

エコノミストは信用できるか　東谷 暁
エコノミストを格付けする　東谷 暁
生命保険のカラクリ　岩瀬大輔
日本経済の勝ち方 太陽エネルギー革命　村沢義久
資産フライト　山田 順
団塊格差　三浦 展
ポスト消費社会のゆくえ　辻井 喬 上野千鶴子
いつでもクビ切り社会　森戸英幸
自分をデフレ化しない方法　勝間和代
JAL崩壊　日本航空・グループ2010

ユニクロ型デフレと国家破産　浜 矩子
もし顔を見るのも嫌な人間が上司になったら　江上 剛
就活って何だ　森 健
ぼくらの就活戦記 難関企業内定者40人の証言　森 健
出版大崩壊 電子書籍の罠　山田 順
さよなら！ 僕らのソニー　立石泰則
修羅場の経営責任　国広 正
日本人はなぜ株で損するのか？　藤原敬之
日本国はいくら借金できるのか？　川北隆雄
ビジネスパーソンのための契約の教科書　福井健策
ビジネスパーソンのための企業法務の教科書　西村あさひ法律事務所編

(2012. 11) C

◆考えるヒント

◆こころと健康・医学

- こころと体の対話　神庭重信
- 人と接するのがつらい　根本橘夫
- 傷つくのがこわい　根本橘夫
- 「いい人に見られたい」症候群　根本橘夫
- 依存症　信田さよ子
- 不幸になりたがる人たち　春日武彦
- 親の「ぼけ」に気づいたら　斎藤正彦
- 100歳までボケない101の方法　白澤卓二
- 100歳までボケない 101の方法 実践編　白澤卓二
- 愛と癒しのコミュニオン　鈴木秀子
- 心の対話者　鈴木秀子
- うつは薬では治らない　上野　玲
- スピリチュアル・ライフのすすめ　樫尾直樹

＊

- 食べ物とがん予防　坪野吉孝
- わたし、ガンです ある精神科医の耐病記　頼藤和寛
- がんというミステリー　宮田親平
- あなたのための がん用語事典　国立がんセンター監修 日本医学ジャーナリスト協会編著
- 僕は、慢性末期がん　尾関良二
- がん再発を防ぐ「完全食」　済陽高穂
- 熟年性革命報告　小林照幸
- 熟年恋愛講座 高齢社会の性を考える　小林照幸
- 熟年恋愛革命 恋こそ最高の健康法　小林照幸
- アンチエイジングSEX その傾向と対策　小林照幸
- こわい病気のやさしい話　山田春木
- 風邪から癌まで つらい病気のやさしい話　山田春木
- 花粉症は環境問題である　奥野修司
- めまいの正体　神崎　仁
- 膠原病・リウマチは治る　竹内　勤
- 妊娠力をつける　放生　勲
- 脳内汚染からの脱出　岡田尊司
- ダイエットの女王　伊達友美
- 神様は、いじわる　さかもと未明
- 医療鎖国 なぜ日本ではがん新薬が使えないのか　中田敏博
- 名医が答える「55歳からの健康力」　東嶋和子
- 〈達者な死に方〉練習帖 賢人たちの養生法に学ぶ　帯津良一
- 民間療法のウソとホント　蒲谷　茂
- がん放置療法のすすめ　近藤　誠
- 痛みゼロのがん治療　向山雄人
- 最新型ウイルスでがんを滅ぼす　藤堂具紀
- ごきげんな人は10年長生きできる　坪田一男
- 50℃洗い 人も野菜も若返る　平山一政

（2012. 11）D

◆文学・ことば

ドストエフスキー　亀山郁夫
ひとすじの蛍火 吉田松陰 人とことば　関 厚夫
松本清張の残像　藤井康栄
松本清張への召集令状　森 史朗
松本清張の「遺言」　原 武史
藤沢周平 残日録　阿部達二
司馬遼太郎という人　和田 宏
三島由紀夫の二・二六事件　松本健一
回想 回転扉の三島由紀夫　堂本正樹
六十一歳の大学生、父 野口冨士男の遺した一万枚の日記に挑む　平井一麥
追憶の作家たち　宮田毬栄
それぞれの芥川賞 直木賞　豊田健次
文豪の古典力　島内景二
中島敦「山月記伝説」の真実　島内景二

＊

短歌博物誌　樋口 覚
「古事記」の真実　長部日出雄
源氏物語とその作者たち　西村 亨
江戸川柳で読む忠臣蔵　阿部達二
とっておきの東京ことば　京須偕充
すごい言葉　晴山陽一
日本人の遺訓　桶谷秀昭
漢字の相談室　阿辻哲次
舊漢字　萩野貞樹
漢字と日本人　高島俊男
座右の名文　高島俊男
大人のジョーク　馬場 実
日本語と韓国語　大野敏明
蓮池流韓国語入門　蓮池 薫
あえて英語公用語論　船橋洋一
翻訳夜話　村上春樹 柴田元幸
翻訳夜話2 サリンジャー戦記　村上春樹 柴田元幸
記憶の「9マス英単語」　晴山陽一
語源でわかった！英単語記憶術　山並陞一
語源の音で聴きとる！英語リスニング　山並陞一
外交官の「うな重方式」英語勉強法　多賀敏行
日本語の21世紀のために　丸谷才一 山崎正和
英語の壁　マーク・ピーターセン
危うし！小学校英語　鳥飼玖美子

＊

あの頃、あの詩を　鹿島 茂編
俳句鑑賞450番勝負　中村 裕
行蔵は我にあり　出久根達郎
恋の手紙 愛の手紙　半藤一利
「書く」ということ　石川九楊
桜の文学史　小川和佑
おくのほそ道 人物紀行　杉本苑子
おせい＆カモカの昭和愛惜　田辺聖子
書評家〈狐〉の読書遺産　山村 修
随筆 本が崩れる　草森紳一
不許可写真　草森紳一
人声天語　坪内祐三

名文どろぼう　竹内政明
名セリフどろぼう　竹内政明
弔辞　劇的な人生を送る言葉　文藝春秋編
漢詩と人生　石川忠久
イエスの言葉　ケセン語訳　山浦玄嗣
易経入門　氷見野良三
五感で読む漢字　張　莉

◆食の愉しみ

フランスワイン愉しいライバル物語　山本　博
中国茶図鑑［カラー新書］　工藤佳治　俞　向紅　写真・丸山洋平
チーズ図鑑［カラー新書］　文藝春秋編
ビール大全　渡辺　純
発酵食品礼讃　小泉武夫
牡蠣《かき》礼讃　畠山重篤
鮨屋の人間力　中澤圭二
すきやばし次郎　鮨を語る　宇佐美　伸
毒草を食べてみた　植松　黎
実践　料理のへそ！　小林カツ代
一杯の紅茶の世界史　磯淵　猛
歴史のかげにグルメあり　黒岩比佐子
世界奇食大全　杉岡幸徳
辰巳芳子　スープの手ほどき　和の部　辰巳芳子
辰巳芳子　スープの手ほどき　洋の部　辰巳芳子

（2012. 11）E

文春新書

◆サイエンス

ロボットが日本を救う　岸　宣仁
インフルエンザ21世紀　瀬名秀明　鈴木康夫監修
原発安全革命　古川和男

＊

ネアンデルタールと現代人　河合信和
人類進化99の謎　河合信和
もう牛を食べても安心か　福岡伸一
巨匠の傑作パズルベスト100　伴田良輔
「大発見」の思考法 iPS細胞vs.素粒子　山中伸弥　益川敏英
同性愛の謎　竹内久美子
巨大地震 権威16人の警告　『日本の論点』編集部編

◆ネットと情報

パソコン徹底指南　林　望
グーグル Google　佐々木俊尚
ネットvs.リアルの衝突　佐々木俊尚
ネット未来地図　佐々木俊尚
ブログ論壇の誕生　佐々木俊尚
2011年 新聞・テレビ消滅　佐々木俊尚
決闘ネット「光の道」革命　孫　正義　佐々木俊尚
「社会調査」のウソ　谷岡一郎
ネットの炎上力　蛯川真夫
フェイスブックが危ない　守屋英一

◆アートの世界

丸山眞男 音楽の対話　中野 雄
ウィーン・フィル 音と響きの秘密　中野 雄
モーツァルト 天才の秘密　中野 雄
巨匠《マエストロ》たちのラストコンサート　中川右介
ボクたちクラシックつながり　青柳いづみこ
クラシックCDの名盤　宇野功芳・中野雄・福島章恭
クラシックCDの名盤 演奏家篇　宇野功芳・中野雄・福島章恭
新版 クラシックCDの名盤　宇野功芳・中野雄・福島章恭
新版 クラシックCDの名盤 演奏家篇　宇野功芳・中野雄・福島章恭
ジャズCDの名盤　悠雅彦・稲岡邦弥・福島哲雄
マイルスVSコルトレーン　中山康樹
Jポップの心象風景　烏賀陽弘道
僕らが作ったギターの名器　椎野秀聰

＊

美術の核心　千住 博
岩佐又兵衛 浮世絵をつくった男の謎　辻 惟雄

悲劇の名門 團十郎十二代　中川右介
大和 千年の路　榊 莫山
落語名人会 夢の勢揃い　京須偕充
今夜も落語で眠りたい　中野 翠
昭和の藝人 千夜一夜　矢野誠一
劇団四季と浅利慶太　松崎哲久
天才 勝新太郎　春日太一
外国映画ぼくの500本　双葉十三郎
外国映画 ハラハラドキドキ ぼくの500本　双葉十三郎
日本映画ぼくの300本　双葉十三郎
愛をめぐる洋画ぼくの500本　双葉十三郎
ミュージカル洋画ぼくの500本　双葉十三郎
ぼくの特急二十世紀 大正昭和娯楽文化小史　双葉十三郎
美のジャポニスム　三井秀樹
天皇の書　小松茂美
京都 舞妓と芸妓の奥座敷　相原恭子
宮大工と歩く奈良の古寺　小川三夫 塩野米松・聞き書き

◆社会と暮らし

同級生交歓　文藝春秋編
ウェルカム・人口減少社会　藤正 巖　古川俊之
少年犯罪実名報道　高山文彦編著
アベンジャー型犯罪　岡田尊司
週刊誌風雲録　高橋呉郎
リサイクル幻想　武田邦彦
私が見た21の死刑判決　青沼陽一郎
闘う楽しむマンション管理　水澤 潤
「老いじたく」成年後見制度と遺言　中山二基子
「親と子年表」で始める老いの段取り　水木 楊
年金無血革命　永富邦雄
いま、知らないと絶対損する年金50問50答　太田啓之
夫に読ませたくない相続の教科書　板倉 京
ヒトはなぜペットを食べないか　山内 昶
犬と話をつけるには　多和田 悟
猫の品格　青木るえか

ゼロ円で愉しむ極上の京都　入江敦彦
世界130カ国自転車旅行　中西大輔
日本全国 見物できる古代遺跡100　文藝春秋編
戦争遺産探訪 日本編　竹内正浩
地図もウソをつく　竹内正浩
日本の珍地名　竹内正浩
ラブホテル進化論　金 益見
非モテ！　三浦 展
山の社会学　菊地俊朗
北アルプス この百年　菊地俊朗
東京大地震は必ず起きる　片山恒雄
列島強靭化論 日本復活5カ年計画　藤井 聡
日本の自殺　グループ一九八四年
ブラック企業　今野晴貴
サンカの真実 三角寛の虚構　筒井 功
風呂と日本人　筒井 功
はじめての部落問題　角岡伸彦
日本刀　小笠原信夫

戦争を知らない人のための靖国問題　上坂冬子
これでは愛国心が持てない　上坂冬子
今は昔のこんなこと　佐藤愛子
地球温暖化後の社会　瀧澤美奈子
歌舞伎町・ヤバさの真相　溝口 敦
潜入ルポ ヤクザの修羅場　鈴木智彦
農民になりたい　川上康介
農協との「30年戦争」　岡本重明
冠婚葬祭でモメる100の理由　島田裕巳
原発・放射能 子どもが危ない　小出裕章　黒部信一
ネジと人工衛星　塩野米松

◆スポーツの世界

◆教える・育てる